家庭必备
应急救护手册

◎ 贾大成 主编

中国科学技术出版社
·北 京·

图书在版编目（CIP）数据

家庭必备应急救护手册 / 贾大成主编 . — 北京 ：
中国科学技术出版社，2015.10（2022.6重印）
ISBN 978-7-5046-6994-0

Ⅰ . ①家… Ⅱ . ①贾… Ⅲ . ①急救—手册 Ⅳ.
① R459.7-62

中国版本图书馆 CIP 数据核字（2015）第 240946 号

策划编辑	王晓义
责任编辑	王晓义
版式设计	马　帅　　谭志成
责任校对	何士如
责任印制	徐　飞
插画绘制	马　帅　　谭志成

出　　版	中国科学技术出版社
发　　行	中国科学技术出版社有限公司发行部
地　　址	北京市海淀区中关村南大街 16 号
邮　　编	100081
发行电话	010-62173865
传　　真	010-62179148
网　　址	http://www.cspbooks.com.cn

开　　本	880mm×1230mm　　1/32
字　　数	100 千字
印　　张	2.5
版　　次	2015 年 10 月第 1 版
印　　次	2022年6月第10次印刷
印　　刷	北京瑞禾彩色印刷有限公司

书　　号	ISBN 978-7-5046-6994-0 / R•1851
定　　价	10.00 元

前　言

　　我国经济和社会发展取得了引人注目的成就，但安全仍然是值得关注的问题。随着人们活动空间不断扩大，遭遇各种自然灾害和突发事件的可能性也随之增大，广大人民群众掌握必要的救护知识和技能是新形势下时代的要求。

　　然而，目前我国公民掌握现场救护技能的比例很低，公众应对突发事件和自然灾害的能力非常欠缺。

　　遇到各种突发急症，去医院来不及，怎么办？

　　拨打急救电话"120"，救护车不能在数分钟内到达，怎么办？

　　在突发事故的第一现场，第一反应人（身边人）能否在第一时间救护，对伤者的安危至关重要！

　　应急救护，绝不仅是专业急救机构一个部门的工作，而是全社会每一个成员的责任和义务。急救普及率和成功率的高低，不仅标志着一个国家的医疗发展水平的高低，也标志着这个国家的经济发达程度、城市管理水平、社会协调能力、政府对民生的重视程度以及全体公民素质的高低，已成为一个民族、一个国家、一个城市的文明程度的标志之一。

　　人人学急救，急救为人人。只有大多数人都学习和掌握急救知识和急救技能，当包括我们自己在内的人遇到意外时，才有可能得到周围人们的救助。所以，为了您的亲人、朋友、同事和自己，尽早学习急救知识，以备不时之需。

　　由于笔者水平有限，书中难免会有不足，甚至谬误，恳请广大读者提出宝贵的意见，以期再版时修改和完善。

贾大成

2015 年 8 月于北京

目　录

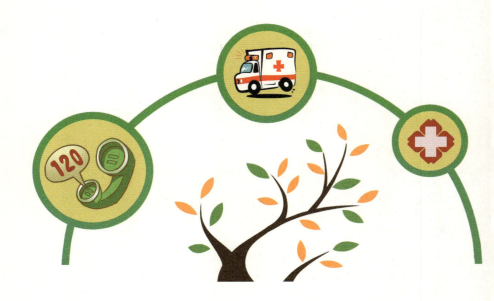

　　日常生活中难免会突发疾病、意外伤害和灾害。如果在医护人员到来之前，能及时采取正确的救护措施，就可以减轻患者的痛苦和伤病的危害，有利于患者早日康复，减少后遗症。平时多了解一些家庭救护的知识，对您和家人的健康、平安十分有益。

家庭急救知识必备

消除家中的危险因素

有很多意外伤害就发生在家里，比如失火、煤气中毒、触电、外伤等，所以我们在日常生活中要常常提醒自己做到以下几点：

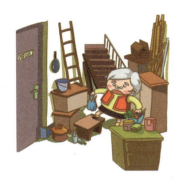

①居室内和楼道里不堆放易燃杂物。离开家时，关闭家用电器的电源。

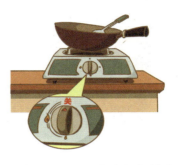

②做完饭后，关闭厨房中燃气灶的开关。冬季用煤火取暖时，保证烟道通畅，安装风斗。

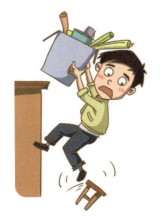

③登高取物时，要踩稳充当梯子的物件。

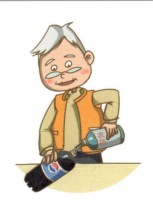

④不要把有毒液体装在饮料瓶里，以免家人误饮。

儿童常见的危险因素

儿童在玩耍、跑跳的时候，嘴里不要含着糖、笔帽、玻璃球等小物品，以防发生意外。

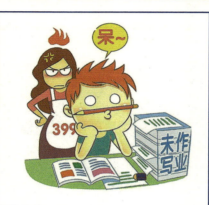

儿童做功课时，正确使用并保管好锋利和尖锐的文具。

药品、清洗剂、开水、刚用过的熨斗等要放在儿童不易接触的地方。

不要让婴幼儿玩塑料袋，以防蒙住头、遮住口鼻，引发窒息。

刚会翻身的婴儿睡觉时，成人要加强看护，以免婴儿翻身成俯卧位时口鼻被枕头堵住，导致窒息。

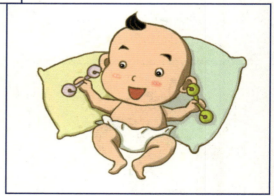

小 贴 士

诸如此类的注意事项还有许多，请大家举一反三，高度重视，这样才能杜绝家中出现意外伤害。建议家中配备家庭小药箱，有备无患(家庭药箱常用配备详见附录四)。

安全用电

　　随着生活水平不断提高，生活中用电的地方越来越多了。因此，我们有必要掌握基本的安全用电常识。

①了解电源总开关，学会在紧急情况下切断总电源。
②不用手或导电物体（如铁丝、钉子、别针等金属制品）去接触、探试电源插座内部。
③不用湿手触摸电器，不用湿布擦拭电器。
④电器使用完毕后应拔掉电源插头；插拔电源插头时不要用力拉拽电线，以防电线的绝缘层破裂造成触电；电线的绝缘皮剥落，要及时更换新线或者用绝缘胶布包好。
⑤发现有人触电要设法及时切断电源；或者用干燥的木棍等绝缘体，将触电者与带电的电器分开，不要用手直接去救人；未成年人遇到这种情况，应呼喊成年人相助，不要自己处理，以防触电。
⑥不随意拆卸、安装电源线路、插座、插头等。即使安装灯泡等简单的事情，也要先切断电源。

　　突然停电可能会毁坏电器，并影响人们的正常生活。那么面对停电，我们应该怎么办呢？

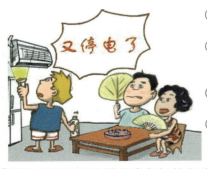

①如果突然停电，要保持镇静，拨打供电客服电话95598了解情况。
②要尽可能关闭停电前处于开启状态的家用电器，要开着一盏灯，以便知道何时恢复供电。
③市民要随时注意社区通知，及时获得有关停电的消息。
④床边要放一只小手电筒，客厅或厨房也必须放一盏应急灯或存放蜡烛，以备停电应急之需。
⑤要经常检查手电筒和应急灯的电池是否充足，准备一些备用电池。
⑥准备好蜡烛，与打火机（或火柴）存放在一起。蜡烛点燃后最好放在烛台上，以免被碰翻发生火灾。
⑦遇到大面积停电，应镇静地在家中等候供电恢复，不要跑到街上去，避免发生其他安全事故。

正确拨打应急电话

　　在生活中难免会遇到各种事故，如自然灾害、事故灾难、突发疾病等，我们该如何正确拨打应急电话呢？

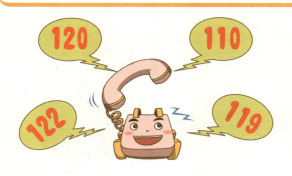

①发现危及人身安全、财产安全或者社会治安秩序的群体性事件、事故灾难以及其他需要公安机关紧急处置的违法犯罪行为，应及时拨打"110"报警电话。
②发现火情应及时拨打"119"报警电话。

③需要医疗急救服务时，可拨打"120"或"999"急救电话求助。
④发生交通事故或纠纷，可拨打"122"或"110"电话报警。

拨 打 方 法

①拨打"110"时，讲清案发的时间、地点、报案人的姓名及联系方式，如对案发地不熟悉，可提供现场附近具有明显标志的建筑物、大型场所等。要保护好现场，以便民警赶到现场提取痕迹、物证。遇到刑事案件、治安案（事）件时，应首先保护好自身安全。

②拨打"119"时，必须准确报出发生火灾单位或家庭的详细地址，包括街道名称、门牌号码，周围有何便于识别的建筑物或其他明显标志；农村发生火灾要讲明县市、乡镇、村庄名称及具体方位；大型企业要讲明分厂、车间；高层建筑要讲明楼层等。讲明燃烧物品（如化工原料油类等）存放的位置、数量、性质、火势情况。耐心回答火警服务台的提问，待对方明确说明可挂断电话时，方可挂断电话。放下电话后，立即派人到消防车可能来的主要路口接车。

③拨打"120"或"999"时，应说清楚患者所在地址、年龄、性别和病情。如不知道确切地址，应说明大致方位，如在哪条大街、哪栋标志性建筑物附近等。尽可能说明患者患病或受伤的时间，如果是意外伤害需说明伤害的性质，报告受害人受伤的部位和情况。了解救护车到达的大致时间，准备接车。待客服人员问清楚有关情况后，再挂断电话。

④拨打"122"时，要准确报出事故发生的地点及人员、车辆伤损情况。在交警到达现场之前，应注意保护现场。

学会检测体温、脉搏、呼吸、血压

体温、脉搏、呼吸、血压是人的生命体征，检查这四项体征，对于识别患者所患疾病和疾病的严重程度非常重要，检查方法如下。

(1) 检测体温

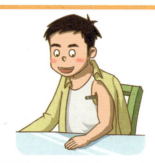

方法有 3 种: 腋测法、口测法和肛测法。其中，腋测法最常用，即先将患者腋窝汗液擦干，然后把体温表的汞柱甩到 36℃ 以下，将水银端放在患者腋窝深处，让患者将体温表夹紧，测量 10 分钟后读数。人体体温的正常值为 36℃ ~37℃。

(2) 检查脉搏

正常成人每分钟心跳次数为 60~100 次，婴幼儿每分钟心跳次数为 130~150 次，儿童每分钟心跳次数为 110~120 次。触摸桡动脉检查成人和儿童脉搏时，应将三根手指端放在患者腕纹上方拇指一侧的凹陷处，可感觉到桡动脉搏动。触摸肱动脉检查婴儿脉搏时，应将两个手指尖放在患者上臂内侧的中间并向骨头（肱骨）

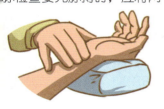

上按压，可感觉到肱动脉搏动。触摸颈动脉检查意识丧失者的脉搏时，先摸到患者喉结（甲状软骨），再将两个手指尖放在喉结和颈部肌肉（胸锁乳突肌）之间的凹陷处，可感觉到颈动脉搏动。检查时要注意脉搏是否规律，是否过快或过慢、忽快忽慢、忽强忽弱等。

(3) 检查呼吸

观察患者胸部或腹部起伏，每一次起和伏就是一次呼吸。正常成人每分呼吸次数为 16~20 次，儿童为 20~30 次，婴儿为 36~40 次。观察时，注意患者呼吸的深浅、是否规律、是否费力。患者呼吸困难时嘴唇和皮肤会出现青紫。

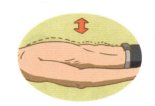

(4) 检查血压

患者在检查前休息 5~10 分钟，然后取仰卧或坐位，肘部和血压计与心脏在同一水平，用标准血压计测量患者动脉血压。正常成人收缩压（高压）为 12~18.5 千帕（90~139 毫米汞柱），舒张压（低压）为 8~12 千帕（60~89 毫米汞柱），收缩压与舒张压之差（脉压）为 4~5.3 千帕（30~40 毫米汞柱）。

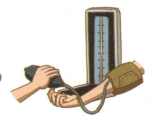

养成健康的生活习惯

生活和饮食习惯与急症的发生关系密切。如暴饮暴食常会引起消化系统急症，熬夜、过于劳累、吸烟、酗酒常引发心脑血管疾病。因此，预防急症的发生要从养成健康的生活和饮食习惯做起。

①劳逸结合，避免长时间工作。
②坐的时间不要太长，尽量多走动。
③做各项娱乐活动时，情绪不要过于激动。
④切忌暴饮暴食，减轻消化系统的负担。
⑤不过量饮酒，不吸烟，不吸毒。
⑥天热时注意防暑，天冷时注意保暖，防止气温变化对身体的伤害。
⑦定期体检，及时发现健康隐患，可减少或避免急症的发生。
⑧要勤开窗通风，勤洗手，注意隔夜食物的保藏。
⑨家中如有传染病患者，应采取隔离措施。

保持和睦的家庭氛围

和睦的家庭氛围会使人心情舒畅，情绪舒缓，对防治和控制疾病十分有益。如果家人之间经常争吵，就会使人的精神压抑、紧张，引起许多急症，如心绞痛、急性心肌梗死、急性脑血管病、高血压等，严重时会危及生命。怎样保持和睦的家庭氛围呢？

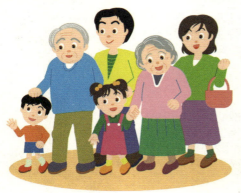

①对患有疾病的家人要尽量给予耐心的照料。
②对工作比较繁忙、劳累的家人，尽量少用琐事打扰他。
③家人之间多交流，多说高兴的事情，少提不愉快的事情。
④家人之间要相互理解，孩子要尊敬长辈，父母要心平气和地教育孩子，避免态度粗暴。
⑤家人之间一旦发生争吵，不要说伤感情的气话，并及早结束争吵。

掌握心肺复苏的方法

常温下，大脑缺氧 4~6 分钟，就可造成无法恢复（不可逆或永久性）的损害；超过 10 分钟，则发生脑死亡。当患者呼吸、心跳停止时，马上打电话呼叫救护车，并及时对患者实施心肺复苏抢救，就有可能挽救患者的生命。

什么是心肺复苏？

心肺复苏（Cardiopulmonary Resuscition, CPR）是针对呼吸、心跳停止的急症危重患者所采取的抢救措施，即通过胸外按压形成暂时的人工循环，采用人工呼吸代替自主呼吸，使患者重新恢复心跳和呼吸的急救技术。
包括：C（circulation）：胸外心脏按压；
　　　A（airway）：开放气道；
　　　B（breathing）：人工呼吸；
　　　D（defibrillation）：心脏电击除颤。

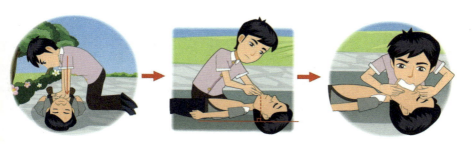

胸外心脏按压　　　　　　开放气道　　　　　　人工呼吸

哪些情况下使用心肺复苏？

心肺复苏主要针对突发心跳停止的急症危重患者，这种情况医学上称为心搏骤停。

心脏骤停的现场判断

①意识突然丧失，对呼唤、拍打等各种刺激均无反应。
②无呼吸或仅仅是濒死样喘息。

③口唇、面色及全身皮肤青紫或苍白。
④颈动脉搏动消失。
⑤心音消失。
⑥血压测不到。
⑦部分患者可出现短暂（大约持续数秒钟）
　的四肢抽动和大小便失禁。

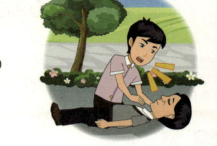

心肺复苏的操作过程

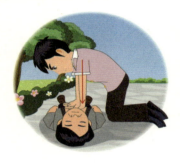

①将患者平卧放置在硬质面上。
②人工循环进行胸外心脏按压。
　　按压位置：两乳头连线中点。
　　按压方法：施救者手掌根紧贴病人胸骨，两手
　　　　　　　　掌根部重叠，十指相扣，掌心翘起，
　　　　　　　　手指离开胸腔。施救者双臂伸直，上
　　　　　　　　身向前倾，利用上身的力量，垂直
　　　　　　　　向下用力按压，放松后，掌根不要
　　　　　　　　离开胸壁。

小贴士

　　要进行有效的心脏按压；只有有效的心脏按压才可能产生足够的血流。
　　关键点：用力和快速按压。频率不超过120次／分。
　　深度：成人为至少5厘米；
　　　　　儿童为5厘米左右；
　　　　　婴儿为4厘米左右。
　　按压时掌根不能离开胸部，按压后掌根应随胸部完全回弹，尽量不要中断，
如果不得已中断按压也不能超过10秒！（注意胸部骨折者要谨慎操作）

打开气道

方法：压额提颏法。
①开放气道前应清理患者口鼻内的异物（清理方法：如
　果患者口中有异物，应将其头偏向一侧，用手指抠出
　异物），并解开患者领口纽扣，防止衣物勒住脖颈。
②成人后仰的程度为"鼻孔朝天"（即下颌角与耳垂连
　线垂直于地面），有颈椎骨折者不宜使用。

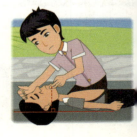

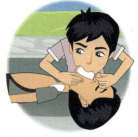

口对口人工呼吸

①捏闭患者的鼻孔。

②施救者吸一口气后，张开嘴将患者口完全包住，有条件时应在患者口上垫特别纱布等，缓慢用力地将气体吹入患者口内。吹气时应用余光观察患者的呼吸情况，吹气量以胸廓明显上抬为准。然后放开患者的口鼻，使气流顺畅排出。

③确认气道通畅后连续吹气2次，再交替进行胸外心脏按压与口对口人工呼吸。

人工呼吸时要注意：

①每次吹气应在1秒以上，施救者应见到患者胸廓起伏，但应避免过度用力吹气。

②心肺复苏按压：人工呼吸=30:2，即进行30次按压后，开放患者的气道并进行2次人工呼吸，即为一组心肺复苏操作。

③连续5组的心肺复苏（约2分钟）以后再检查患者情况，判断意识、呼吸、心跳等是否恢复，观察5~10秒。

体外心脏除颤

使用全自动体外心脏除颤仪（Automated External Defibrillators, AED），无论心脏按压等操作进行到哪个步骤，除颤仪取来马上使用。连接完毕后，按机器提示音操作。当机器提示分析患者体征时，所有人禁止接触患者，当提示需电击时，按下电击按钮，然后继续按提示音操作。

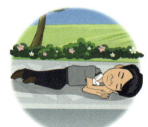

安全体位

当患者恢复自主呼吸和心跳后，应将其放置成侧卧姿势，避免因呕吐物或其他原因造成患者窒息。

一看，二判，三扫视；四呼，五定，六压胸；七开，八吹，九检查，30比2要记清！

危急重症的救护

心绞痛

　　心绞痛是冠心病的一种常见类型，是由向心脏（肌）供血的冠状动脉变狭窄或发生痉挛，引起心肌缺血而致痛。心绞痛发作时人会突然出现胸闷、气短、胸骨后疼痛，有压迫、发闷或紧缩感，有时有烧灼感，有时疼痛还放射到左肩、左臂内侧或达手指、下颌、颈部等处，多在从事较强体力活动时发生，一般休息 3~5 分钟可缓解。

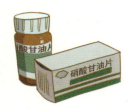

如果发生心绞痛，应立刻采取以下措施：

①就地采取坐位、半卧位或卧位休息，切勿活动，以免加重病情。

②舌下含服硝酸甘油一片。在血压不低于平时水平的前提下，此药 1~2 分钟起作用，半小时后作用消失。90% 的患者服用硝酸甘油有效，且多在 3 分钟内生效。如果没有效果，可以再服一次，血压低者不能服用硝酸甘油。

③疼痛缓解后，继续休息一段时间后再活动。

④如果疼痛持续不能缓解，应及时呼叫救护车。

急性心肌梗死

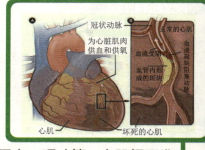

　　急性心肌梗死是由于冠状动脉严重阻塞或痉挛，使相应的心肌急性缺血所致，急性心肌梗死的患者可有心绞痛的病史，但也可能从来没有类似症状。急性心肌梗死患者发病前常有先兆表现，如近期心绞痛发作频繁，持续时间延长，服用硝酸甘油的效果不如以前，还伴有恶心、呕吐等。心肌梗死发作时，疼痛部位、性质与心绞痛相同但更剧烈，持续时间长，有濒死感，同时有面色苍白、出大汗、烦躁、恐惧、恶心呕吐等症状。

如果发生急性心肌梗死，应立即采取以下措施：

①立刻让患者就地休息，采取与救护心绞痛患者相同的措施，并尽快拨打急救电话"120"。

②密切观察患者的呼吸、脉搏和意识。

③不要让患者自己活动，并尽快将患者送到有抢救条件的医院。

脑卒中

　　脑卒中也叫中风，包括两种情况：脑梗死（脑血管被阻塞，使局部脑组织缺血）和脑出血（脑血管破裂出血），这两种情况的症状相似。患有高血压或糖尿病的患者，突然头晕、头痛或晕倒，随后出现口眼歪斜、流口水、说话含混不清或呕吐、一侧肢体瘫痪等症状，就很可能是脑卒中。

如果发生脑卒中，要立即采取以下措施：

①不要摇晃患者，尽量少移动患者，尽快呼叫救护车。

②宽松患者的衣服，如果患者清醒，让患者半卧或平卧休息。

③如果患者意识丧失，可将患者摆放成侧卧位，头稍后仰，以保持呼吸道通畅。

④取出患者的义齿，及时清理患者口中的呕吐物，防止患者将其吸入肺中。

⑤密切注意患者的意识、血压、呼吸和脉搏，不要给患者进食、喝水。

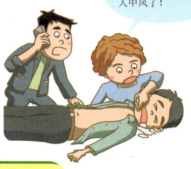

喂，120 吗，这里有人中风了！

休 克

　　休克可以由很多原因引起，如急性心肌梗死、感染、大出血、大面积烧伤、开放性骨折、严重腹泻、药物过敏等。发生休克时，患者血压低于正常值、面色苍白、皮肤湿冷、呼吸浅而急促、脉搏快而微弱、焦躁不安、嗜睡直至昏迷、生命处于危急状态。休克能导致脑和身体的其他重要器官缺氧，危及生命。

如果发生休克，应采取以下救护措施：

①呼叫救护车，并检查患者的呼吸、脉搏，有外伤出血时要立即止血。

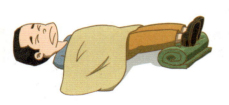

②让患者躺下，把双脚垫高高过胸，以增加脑部的血液供应，有条件时给患者吸氧。

③如果患者呼吸困难，可以将患者的头和肩垫高，以利于呼吸。

④给患者盖上毯子或被子保暖。

⑤监测并记录血压，直到救护车到来。

昏 迷

　　昏迷就是严重的意识障碍。当人脑的日常功能受到严重干扰时，人往往会陷入无知觉的状态，喊叫或摇动均不能使其醒来，这就是昏迷。昏迷可以缓慢地形成，也可以突然发生。

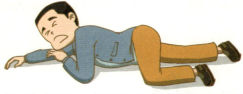

昏迷患者的救护措施：

①当发现患者昏迷时，要立即检查他的呼吸、脉搏。如果呼吸、脉搏消失，说明患者已经发生心搏骤停，此时应立即呼救，同时实施心肺复苏术。

②对有呼吸、心跳的患者，首先保持其呼吸道通畅，然后将他摆放成侧卧位（恢复体位或复原卧式），并紧急呼救。

③在救护车到来前，不要随意移动患者。

晕 厥

　　晕厥就是短暂的意识丧失是由于供给大脑的血液突然减少所引起的。人晕厥前可有突然头晕眼花、浑身无力、面色苍白、出虚汗的前兆，但也可能没有先兆，突然晕倒。患者可有目光呆滞、抽搐、大小便失禁等现象。

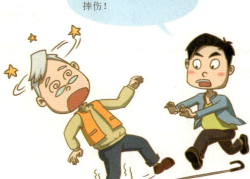

大爷，赶紧坐下，以免摔伤！

晕厥患者的处理方法：

①患者出现晕厥先兆表现时，应立即蹲下、坐下或躺下，以免摔伤。

②如果患者有呼吸、脉搏，让患者躺下，把双脚垫高高过胸，有利于改善脑部的血液供应。

③宽松患者的衣服，打开窗户，使其呼吸通畅。

④如果患者清醒后仍有下列症状，应尽快呼叫救护车或送医院。这些症状包括大汗淋漓，持续头痛，头晕，口唇青紫或面色苍白，不断地恶心，呕吐，胸痛，胸闷，脉搏过快、过慢或脉律不齐，血压明显低于或高于平时水平等。

⑤即使症状完全缓解，也要送患者去医院检查晕厥的原因。

癫　痫

　　癫痫大发作俗称羊角风，是由于短暂的脑功能失调引起的，常不定期反复发作; 大发作前，患者常有头痛、心绪烦乱的症状，接着尖叫一声，倒地后不省人事，四肢僵硬，全身抽搐，口吐白沫或血沫，还可能尿失禁，一般持续几分钟。

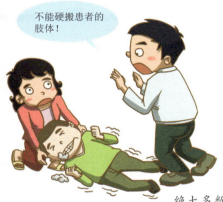

不能硬搬患者的肢体！

癫痫患者的处理措施:

①尽快移开患者周围有危险的物品。
②迅速解开患者衣领，使其头转向一侧，便于分泌物或呕吐物排出，避免窒息。
③不要硬搬、硬压患者的肢体，以防患者骨折或关节脱臼。
④发作缓解后，患者常转入昏睡，这时应将患者摆放成侧卧位，以保持呼吸道通畅，便于呕吐物排出。
⑤尽快呼叫救护车送患者到医院诊治。

绝大多数患者经过系统治疗，癫痫可以得到控制。

中　暑

　　人长时间受到烈日暴晒或在又热又湿的环境里，身体虽然大量出汗，但不足以散热，就会发生中暑，出现皮肤苍白、心慌、恶心、呕吐等症状，如果不及时处理，还会出现高烧、抽搐、昏迷等严重情况。

解除中暑的方法:

①迅速把患者移到阴凉、通风处，坐位或卧位，宽松衣服休息。
②可用冷水擦身，在前额、腋下和大腿根处用浸了冷水的毛巾或海绵冷敷。
③给患者饮用淡盐水或含盐的清凉饮料，补充盐和水分，监测体温。
④患者病情严重时要注意其呼吸、脉搏，并尽快呼叫救护车送至医院。

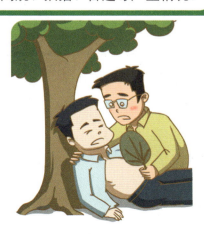

发 烧

正常人腋下体温为 36℃~37℃，当腋下体温超过 37.2℃时，就是发烧了。成人体温超过 39℃、小儿体温超过 40℃，就是高烧。许多种疾病都可能伴有发烧。多数情况下，发烧是机体与侵入体内的病原体斗争的表现，一般不必着急降温。但如果是持续性高烧，就可能对患者不利，特别是小儿，高烧可能引起抽搐，应及时采取降温措施。成人发烧不超过 38.5℃时，不需要马上吃退烧药。

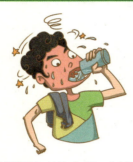

降温方法：
①降低环境温度，脱去部分衣服等。
②多喝水，多排尿。
③温水擦浴。
④用冷湿毛巾或冰袋放在额头、腋窝、腹股沟处冷敷，每 3~5 分钟更换一次。

　　如果体温超过 38.5℃，用一般方法不能降温，就应服用退烧药。如果高烧不退，要尽早到医院诊治。婴幼儿高烧容易引起惊厥（抽搐），出现全身或局部的肌肉痉挛，需要采取以下保护措施：

①解开患者的衣扣，以免影响呼吸。
②将患者头歪向一侧，保持呼吸道通畅，便于呕吐物排出。
③冷敷降温，并迅速送到医院就诊。

过敏反应

有的人吃了鱼、虾、蟹等食物后，会发生腹痛、腹泻、呕吐或是皮肤奇痒难熬；有的人吸入花粉或尘土后，会发生鼻炎或哮喘；有的人注射青霉素后会发生休克。这些都是过敏反应的表现。过敏反应就是过敏体质的人在接触某些物质（抗原物质）后，引起组织损伤或生理功能紊乱的变态反应。严重的过敏反应，还会导致死亡。

发生过敏反应（呼吸困难、休克或者精神异常）的处理措施：
①拨打"120"医疗急救电话。
②在等救护车时，如患者身上有自动注射器，经患者同意后，可帮助其注射，并持续观察、安抚患者。
③松开患者的紧身衣物，并为其盖上毛毯，不要喝任何东西。
④如果患者有呕吐或吐血等症状，应使其取侧卧位。
⑤如果患者病情严重没有了呼吸、心跳等体征，则应立即采取心肺复苏。

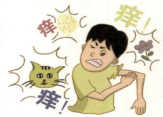

哮 喘

　　哮喘全称支气管哮喘，是一种过敏性疾病。多在初春、深秋及气温变化明显时发病，也可因患者接触过敏源（如花粉、尘土、螨、药物等）引起。哮喘发作时常会流鼻涕、咳嗽等，继而声音嘶哑，咳嗽时发出"空、空"声，吸气尤其费力，有吹哨一样的哮鸣音。严重时患者口唇青紫，烦躁不安。

预防哮喘发作的方法：
①注意保暖，少患感冒，特别是在天气忽冷忽热的时候。
②保持室内空气既不过于干燥，也不过于潮湿。
③尽量避免接触过敏源和不洁空气。
④加强身体锻炼，以增强身体的防寒能力。
⑤不宜饲养猫、狗等小动物。

缓解哮喘的方法：
①开窗换气，保持空气清新。如果患者还在致敏的环境内，应尽早使其离开。
②让患者保持舒适的坐姿，不要躺下，有条件的话给患者吸氧。
③帮助患者用常备药物如气喘喷雾剂等进行治疗。
④安慰患者，帮其克服恐惧心理，能减轻哮喘症状。
⑤如呼吸困难未能缓解，要尽快呼叫救护车送医院。

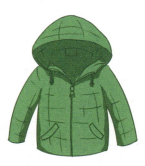

注意保暖

婴幼儿窒息

　　常见的婴幼儿呼吸道阻塞的原因有俯卧时被枕头堵住口鼻，或是脑袋钻进塑料袋里蒙住口鼻等，如不及时解救，常会发生窒息。

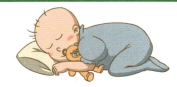

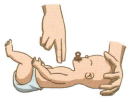

婴幼儿窒息的防治方法：
①3个月以内的婴儿不可以俯卧睡觉，以免口鼻被枕头、被褥等物品堵住，自己又翻不了身而发生窒息；刚会翻身的孩子睡觉时，成人要加强监护，如孩子俯卧睡觉，则不要束缚他的双臂，使孩子可以抬头、动肩或双手支撑，避免窒息；不要给孩子玩塑料袋等物品。

②发现孩子呼吸道堵塞，要立即解除造成窒息的原因，让孩子呼吸新鲜空气，同时观察孩子的呼吸、脉搏是否正常。如果呼吸、脉搏不正常或停止，要立即呼叫救护车，同时进行心肺复苏抢救。

呼吸道异物阻塞

　　某种疾病（如脑血管病后遗症等）和不良的进食习惯（如吃饭时说笑、吞咽过猛，小孩边跑边吃果冻、花生或是嘴里含着笔帽、玻璃球等），是造成呼吸道阻塞的常见原因。部分阻塞危害较轻，完全阻塞则会危及生命，患者会不由自主地用手扶颈部，出现憋气和剧烈的咳嗽，呼吸困难，张口说不出话，口唇青紫，严重时会昏迷，甚至迅即死亡。

呼吸道异物阻塞常用的急救方法：

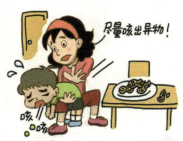

①如果患者呼吸尚可，能说话、咳嗽，尽量鼓励他咳嗽，并让他弯腰，拍打他的背部，协助他把异物排出来。

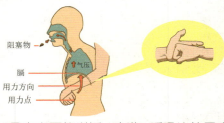

②如果患者不能说话、咳嗽，呼吸比较困难，但神志清醒，能站立，可让患者弯腰，拍打患者的背部，可连续 5 次，如已排出及时停止。如未能排出，可采取上腹部冲击法解救，即急救者站在患者背后，双手环抱患者腰部，让患者弯腰，头向前倾。急救者一手握空心拳，将拇指顶住患者腹部正中线肚脐上方两横指处，另一手紧握在握拳手之上，两手用力向患者腹部的后上方挤压，约每秒钟挤压一次，可连续 5~6 次，如已排出及时停止。每次挤压动作要明显分开。

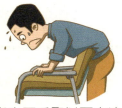

③患者也可采取以下方法自救，将自己脐上两横指处压在椅背、桌边、床栏杆等硬物处，连续向腹部后上方冲击 5~6 次，直至异物排出。异物排出后应去医院检查腹部有没有因为撞击而受到损伤。

④如果患者是孕妇或由于肥胖不适宜使用腹部冲击法，急救者可挤压患者胸骨下半段。连续按压 5 次后观察效果，无效时应重复进行。

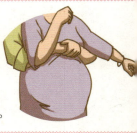

⑤如果患者出现昏迷，也应按照卧位的腹部冲击法或胸部冲击法继续抢救，并紧急呼叫救护车。如果患者心跳、呼吸停止，应立即进行心肺复苏抢救，直至救护车到来。

急性腹痛

　　急性腹痛是指患者自觉腹部突发性疼痛，常由腹腔内或腹腔外器官疾病所引起，腹痛的部位常为病变之所在。急性腹痛起病急、变化多、发展快，如不及时处理，可在短期内危及生命，应及时去医院诊断、正确治疗。

急性腹痛的早期处理措施：

①解松衣物，让患者躺在安静的室内休息，取俯卧位可使腹痛减轻，可用双手适当压迫腹部使疼痛缓解。

②若是暴饮暴食所致，可用桐油按摩腹部，往往可起到一定的止痛效果。

③不论何种原因引起的急性腹痛，发作时都要禁食、禁饮。所以，不宜劝患者吃东西、喝水。

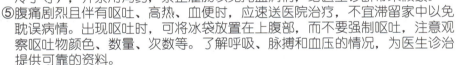

④适当给予解痉药物，如阿托品、654-2 或维生素 k3，可暂时缓解腹痛。不要给患者服止痛药（如止痛药、强痛定、吗啡、杜冷丁等），并禁用泻药，禁止灌肠以免掩盖病情，给医生诊断带来假象。

⑤腹痛剧烈且伴有呕吐、高热、血便时，应速送医院治疗，不宜滞留家中以免耽误病情。出现呕吐时，可将冰袋放置在上腹部，而不要强制呕吐，注意观察呕吐物颜色、数量、次数等。了解呼吸、脉搏和血压的情况，为医生诊治提供可靠的资料。

　　小儿急性腹痛中最常见的情况是肠痉挛，是由于肠壁平滑肌阵阵强烈收缩而引起的阵发性腹痛。

引起肠痉挛的病因：可能是饮食不当（如摄入大量的生冷食品、暴饮暴食或食物中含糖量过高而引起肠内积气等）导致；也可能是气候变化（如感寒受凉等）使小儿出现肠痉挛；还可能是因为肠寄生虫毒素的刺激导致。

小儿肠痉挛的治疗：

①对于较小的小孩要安抚情绪，并用热水袋焐婴儿腹部，可服用中药或二甲基硅油进行治疗。较大的小孩可用解痉药，无效者可用盐酸双环胺，注意 6 个月以下的婴儿慎用。

②要注意饮食中的蛋白质。母乳喂养儿的母亲应避免食用牛奶、鱼等含蛋白质丰富的食品，人工喂养儿可选用豆奶或水解酪蛋白的奶方，这些都可以明显改善婴儿肠痉挛的情况。

小儿肠痉挛的预防：

①由于部分孩子的腹痛可能与对牛奶过敏有关，因此，反复发生肠痉挛的孩子可以试着暂时停止喝牛奶并改用豆浆或其他代乳品进行观察。
②严防孩子暴饮暴食，而且不得进食大量冷食。
③注意婴儿的喂奶量不可过多，奶中加糖量也不宜过多。
④必须注意腹部的保暖，防止受凉。

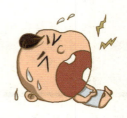

中　毒

　　有毒物质进入人体的途径主要有4种：经口吞入，经口、鼻吸入，经皮肤及黏膜接触被吸收，经注射进入血液。毒物进入身体后，有的作用于中枢神经系统，能抑制呼吸、心跳；有的进入血液，能使身体组织缺氧；腐蚀性的毒物被吞入，能烧伤口腔、食管、胃等，严重时常危及生命。

　　万一发生急性中毒，最重要的急救方法，就是尽快让患者减少毒物吸收、加速毒物排出。

皮肤沾染毒物者、中毒者的急救方法：

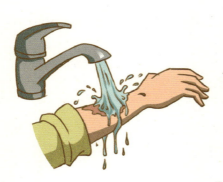

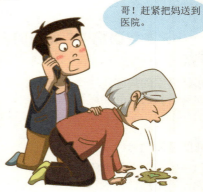

哥！赶紧把妈送到医院。

①皮肤沾染毒物者要尽快清洗其皮肤，至少10分钟。

②抢救神志清醒口服毒物者的方法是要尽快催吐。但如吞入腐蚀性毒物，不要催吐，防止对食道的二次伤害。
③要争分夺秒地将患者送到医院抢救。

安眠药中毒

　　服用安眠药的剂量多少、是否空腹服用，决定着中毒的严重程度。安眠药是中枢神经系统的抑制药，轻度中毒者会出现头晕、恶心、呕吐、动作不协调、说话含混不清等症状，严重中毒者会出现昏睡、抽搐，甚至昏迷死亡。

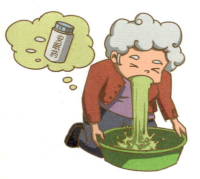

安眠药中毒者的急救方法：
① 如患者清醒，给患者适量喝些温开水或盐水，再用长勺或筷子压其舌根催吐。
② 如果患者嘴里还有尚未咽下的药，可用手抠出来。
③ 如患者已经昏迷，说明中毒严重，此时不能催吐，要立即呼叫救护车或送患者去医院，同时要密切观察患者的呼吸和脉搏，注意保持呼吸道畅通。
④ 把残留的药物或药瓶（包装）带给医生，协助医生尽快作出诊断。

灭鼠药中毒

　　灭鼠药种类很多，常见的有安妥、敌鼠钠盐、氟乙酰胺等，人误食它们后中毒的表现不一样：安妥主要损害肺毛细血管，使中毒者口部、咽喉有烧灼感，口渴、头晕、躁动，甚至呼吸困难、皮肤青紫、昏迷；敌鼠钠盐是抗凝血杀鼠剂，它先使中毒者恶心、呕吐、精神萎靡，以后（多从第 3 天开始）可有出血征象，如鼻出血、牙龈出血、咯血、便血、尿血、皮下出血等；氟乙酰胺可经消化道、皮肤、呼吸道吸收，在中毒者体内代谢缓慢，多发生蓄积中毒，对神经系统、消化系统、心血管系统和呼吸系统都有损害，可逐渐出现多种中毒症状。

灭鼠药中毒者的急救方法：
① 如果患者清醒，让患者大量喝温开水或淡盐水后催吐。可以用筷子压患者舌根，直到吐出来的是清水样的液体为止，以减少毒物吸收。
② 尽快呼叫救护车将患者送到医院。
③ 将已昏迷的患者摆放成侧卧位（复苏位），以保持呼吸道通畅。
④ 不能给患者吃含油食物，避免加速毒物吸收。

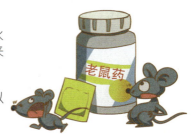

农药中毒

　　吞入含有机磷的敌敌畏、乐果等农药，人就会出现头晕、呕吐、肌肉抽搐、流口水、出大汗，甚至大小便失禁、昏迷，呼出的气体和呕吐物有蒜臭味。此外，中毒者瞳孔缩小如针尖。皮肤接触和呼吸道吸入农药也会引起人中毒。

发现是有机磷中毒，应立即采取以下措施：

①如果经皮肤接触中毒，要立即脱去中毒者被污染的衣服，及时清洗皮肤。
②如果经口吞入中毒，要立即催吐以排出毒物，并及时送医院进行洗胃和药物治疗。
③如果患者已经昏迷，应保持呼吸道通畅，并尽快呼叫救护车送患者去医院。

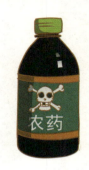

食物中毒

　　食物中毒有两大类：细菌性食物中毒和非细菌性食物中毒。常见的是人吃了被细菌污染的食物而引起的细菌性食物中毒，表现为急性胃肠炎的特点：恶心、呕吐、腹痛、腹泻，而且呕吐和腹泻比较剧烈。

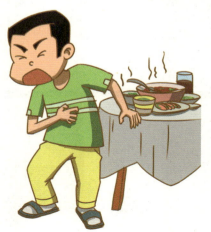

食物中毒的急救措施：

①患者中毒早期可以催吐，以减少毒物吸收。频繁呕吐和腹泻会引起身体脱水。如果脱水较轻，患者精神状态比较好，可以卧床休息，暂时禁食 6~12 小时，多喝些加糖的淡盐水，以补充体内的无机盐和水分。
②如果脱水严重，患者精神萎靡、发烧、出冷汗、面色苍白甚至休克，要让患者平卧，双脚抬高，以保证重要脏器的血液循环，尽快呼叫急救车送医院。
③保留吃剩的食品，带到医院以协助诊断。

酒精中毒

急性酒精中毒，是指人因饮酒过多而使中枢神经系统产生先兴奋后抑制作用。轻者头晕、语无伦次、行走不稳；重者呕吐、昏睡、昏迷，甚至因呼吸肌麻痹而死亡。

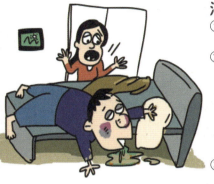

酒精中毒的解救措施：
①让轻度醉酒者多喝温开水，促进其体内的酒精排泄，减轻症状。
②对重度醉酒者，首先要催吐，迅速减少其体内的酒精吸收，缓解症状，如果催吐后中毒症状未能缓解，甚至出现呼吸变浅变慢、脉搏快而弱的情况，就要及时呼叫救护车送医院。如果患者昏迷，可将患者摆放成侧卧位，以保持呼吸道通畅，便于呕吐物排出。
③对醉酒者千万不要让其单独睡觉，以免患者窒息时无人救护。

煤气中毒

煤气中毒即一氧化碳中毒。一氧化碳是无色无味的有毒气体，随空气被人吸入肺脏，与血液里的血红蛋白结合，使红细胞丧失携氧能力，使人产生中毒症状。中毒较轻时，人会感到头痛、恶心、心慌、浑身无力。中毒较重时，脸和口唇呈樱桃红色、神志模糊、意识丧失、呼吸困难，甚至死亡。此外，家中使用的天然气（主要成分为甲烷）或液化石油气（主要成分为丙烷、丙烯等）如果泄漏，也会引起人中毒，出现类似症状。

煤气中毒者的急救措施：
①立即打开窗，通风换气。
②把中毒者移到室外或其他空气新鲜的房间，宽松衣服。
③如果中毒者神志不清，要立即呼叫救护车，将患者摆放成侧卧位，保持呼吸道通畅，便于呕吐物排出。冬天要注意给患者保暖。
④如果患者呼吸、心跳停止，应立即进行心肺复苏抢救。
⑤待救护车到来后，送到有高压氧舱条件的医院治疗。
注：不可在房间里打电话、开灯或用打火机。

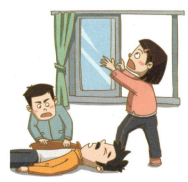

常见损伤的救护

常见创伤

　　创伤是外界刺激作用于人体，给人体组织或器官造成的破坏，日常生活中，常见的创伤多种多样。

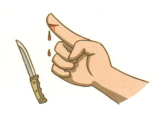

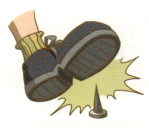

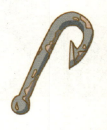

割伤：由利器如刀子、玻璃片、牛皮纸纸边等切割皮肤造成，伤口边缘整齐。

刺伤：皮肤和组织被锐器如刀子、锥子、针、钉子等刺破，伤口小而深，细菌容易进入并存在于伤口深处，可能引起破伤风感染。

撕裂伤：主要为钝器所致，皮肤被铁钩、带刺的物品划伤，或被动物抓伤、咬伤，伤口裂开，边缘参差不齐，伤口污染较严重。

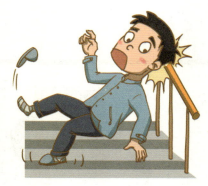

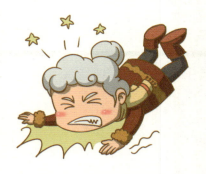

挫伤：人摔倒后被钝物或硬物击伤或撞伤，皮肤可能不破裂，受伤处瘀血肿胀，严重的会造成骨折或内出血。

擦伤：多由于摔倒时擦破皮肤，多在肘、膝关节和手掌处，常有沙土嵌入伤口内，容易引起感染。

出血的种类

　　血液在遍布人身的血管网中流动。血管可分为动脉、静脉及毛细血管3种，当血管被损伤破裂时就会出血。小外伤引起的出血一般不严重。如果损伤较大的血管，就会引起大出血，严重时会危及生命。

出血的种类：

①**动脉出血**：动脉血氧含量高，所以颜色鲜红。动脉血管内压力比较高，出血呈喷射状，短时间内出血量大。动脉出血危险性最大。

②**静脉出血**：静脉血二氧化碳含量较高，所以颜色暗红。静脉血管内压力比较低，血液从伤口涌出，较大的静脉出血也有相当大的危险。

③**毛细血管出血**：多数损伤都有毛细血管出血，颜色较鲜红，从伤口渗出。
　　按出血的部位不同，出血又可分为外出血和内出血。外出血在身体表面可以见到，内出血在身体表面见不到血，但出血部位可以有肿胀、瘀斑等。

患者伤口表浅出血不多时，可做如下处理：

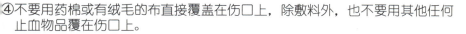

①救护者应洗净双手（应戴上防护手套），然后用清水、肥皂把患者伤口周围洗干净，用药棉、纱布或干净柔软的毛巾、手绢将伤口周围擦干。

②表浅伤口如果有沙土或其他微小污染物，可先用清水冲洗。

③用创可贴或干净的纱布、手绢包扎伤口。

④不要用药棉或有绒毛的布直接覆盖在伤口上，除敷料外，也不要用其他任何止血物品覆在伤口上。

严重出血

　　严重的出血，要分秒必争。最直接、快速、有效的止血方法就是直接加压法。

①用干净的纱布垫或布（棉）垫直接按压在伤口上。如果一时没有干净的布垫，救护者可用洗净的双手按压在伤口的两侧，持续按压15分钟以上，不要时紧时松。

②如果患者的血渗透了按压在伤口上的布垫，不要移开，可以再加盖一块布垫，继续加压止血。

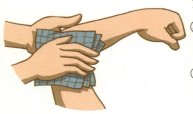

③用绷带或布条将布垫固定，若伤口在颈部，则不宜用绷带固定，可用胶布固定。

④如果伤口在四肢，固定以后要检查患者肢体末端的血液循环情况，若出现青紫、发凉，可能是绷带扎得过紧，要松开重新缠绕。

⑤当伤口内有较大的异物（如刀片或玻璃碎片等）难以清理时，不要盲目地将异物拔出或清除，以防止严重出血和加重组织损伤，这时需要采取间接加压止血法。

⑥在伤口周围或伤口两侧垫上干净的纱布垫或布（棉）垫，再用绷带或三角巾将垫缠绕固定，在伤口周围加压、止血。

⑦如果受伤处的衣裤妨碍包扎，可将衣裤剪开。

⑧包扎结束后，要检查患者血液循环情况。

⑨尽快送患者去医院救治。

内 出 血

　　身体受到外力撞击、挤压时会造成内出血。严重的内出血是很危险的，血液从破裂的血管流入组织、脏器间隙和体腔（如外力打击造成的肝脏、脾脏破裂，血液流入腹腔），可能导致失血性休克。颅内出血时，淤积的血液会压迫脑组织，引起昏迷。血液如果聚集在胸腔，会使肺脏受到挤压而不能扩张，影响呼吸。

　　发生严重内出血时，患者常有以下特征：受到过外力打击或撞击，皮肤没有破裂，但出现休克症状，如皮肤苍白、湿冷、呼吸变浅变快、脉搏微弱加快、烦躁不安等。

发现患者严重内出血时，要采取以下措施：

①立即呼叫救护车。

②让患者躺下，使大脑有较多血液供应，安慰患者，使其尽量保持安静。

③密切观察患者的呼吸、脉搏和神志，守护患者直至救护车到来。

④患者如有排泄物或呕吐物，要留交医生检查。

⑤不要给患者吃任何食物或饮水，以防需对患者手术时，因其胃内容物大量反流造成窒息。

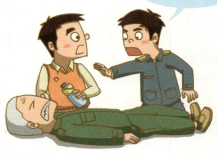

不能给患者饮水！

⑥如发生休克，可把双脚垫高，要注意保暖。

⑦如救护车短时间内无法到达，应自行送患者去就近有条件的医院，越快越好。

鼻出血

鼻子有病或身体某些器官有病，都可能导致鼻出血。多数情况下，鼻出血很快就能止住，但要警惕这一症状背后可能隐藏着严重的问题。

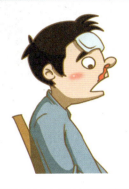

鼻出血的处理方法：
①首先，让患者不要慌张，尽量放松，做慢而深的呼吸。
②让患者坐下，头稍向前倾，以减少血液流入口腔，防止吸入肺部。
③如果血液流到口腔，要吐出来，不要咽下，以免引起恶心、呕吐。
④捏闭鼻翼约10分钟，以压迫止血。叮嘱患者张口呼吸。
⑤用浸了凉水的毛巾、手绢或冰袋敷在前额鼻根部或脖子后面，使血管收缩，减少出血。

⑥如果经过上述处理后仍不能止血，要尽快送医院医治。
⑦如果鼻子经常出血，要及时到医院检查原因，对症治疗。

骨折

由于骨骼的周围有血管、神经或器官，骨折常会引起周围组织、器官的损伤。

发生骨折时，伤者可以有如下表现：
①受伤的肢体出现缩短、扭转、弯曲等畸形。
②肢体没有关节的部位出现不正常的活动。
③骨折处疼痛、肿胀、瘀血，受伤肢体不能活动。
④严重的骨折会出现大出血，甚至会使人休克。

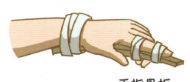

手指骨折

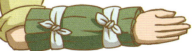

前臂骨折

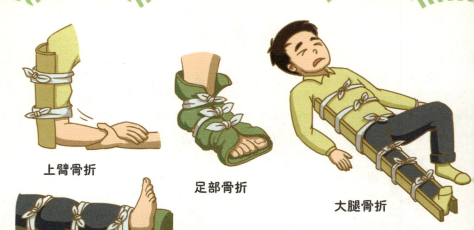

上臂骨折

足部骨折

大腿骨折

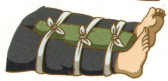

小腿骨折

以上表现不一定同时出现，如果怀疑患者骨折，应按骨折对待，除非现场环境对伤者或救护者有生命威胁，否则不要贸然移动患者及其受伤肢体，更不可盲目将骨折部位复位。尽量在现场及时对患者给予舒适的体位，制止活动，以减轻其疼痛并防止伤情加重，拨打"120"，然后等待专业人员到来。

关节扭伤

干力气活或运动的时候，有可能发生"崴脚""戳手""闪腰"等扭伤。其中"崴脚"即踝关节扭伤最多见，这是由于关节韧带被过度牵拉而引起的，扭伤时伤处疼痛，一活动疼痛加重，伤处四周会出现青紫和肿胀。

关节扭伤的处理方法：

①让患者尽量舒适地坐着或躺着，将受伤的关节稍微抬高，不要搬动。

②冷敷受伤肿胀的部位20分钟左右，减少受伤处的血流量，减轻肿胀。用毛巾浸冷水或用冰袋，一天内在受伤处冷敷几次。

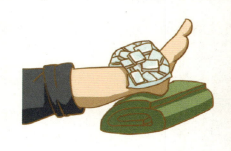

③用棉垫或厚布垫在伤处，用三角巾或绷带宽松地包扎，可减轻疼痛，怀疑骨折时按骨折处理。

④在受伤后的 24 小时内不能热敷，否则会加重出血和肿胀。两天以后，如肿胀已经得到控制，可以热敷，以便促进血液循环和组织吸收。

肌肉痉挛

　　肌肉痉挛指肌肉突然紧张，不自主地抽搐，俗称抽筋，会令患者突感剧痛。差不多可以理解为肌肉很强烈的收缩，期间肌肉会有颤动，这时人的意志不能控制。

常见痉挛：

①**手部痉挛治疗**：轻轻拉直手指。伸开五指，按压指尖，并按摩肌肉。

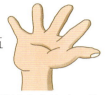

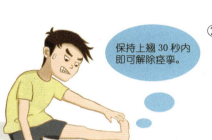

保持上翘30秒内即可解除痉挛。

②**腿部痉挛治疗**：脚背要用力往上翘至最大幅度，并固定在此位置上，一般在30秒内即可解除痉挛。然后保持脚背上翘位置约3分钟，以巩固疗效。　用热水袋局部敷上，也可帮助消除抽筋现象。对身体缺钙而引起的腿抽筋，需请医生处方补充钙质，才能彻底治愈。

A. 小腿抽筋时，可迅速地掐压手上合谷穴和上嘴唇的人中穴。用手掌根部按于小腿内外两侧，掌根相对用力并按揉腓肠肌部位，2分钟可解除小腿胀痛。

合谷穴

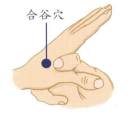

B. 大腿痉挛时，坐在地板上，把大腿伸直，然后压下膝部，拉直大腿肌肉。如腿抽筋的情况多次频繁发生，则应就医治疗。

③ **足部痉挛**：让患者躺下，伸直其膝部和足趾，并用力胫骨压足部，再按摩挛缩的肌肉。

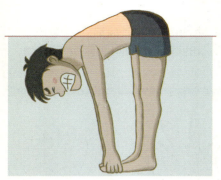

小腿抽筋

④**游泳时痉挛**：要镇定，不要慌，及时浮出水面，呼救。在救援人员来之后，要配合他。上岸后边按摩，边做伸直屈腿动作，一般十几次就能缓解抽筋疼痛。如果周围无人，发生抽筋时，一定不要慌张，不要强硬上岸，否则会适得其反而溺毙。

A. 小腿抽筋时，先深吸一口气，把头潜入水中，使背部浮在水面，两手抓住脚尖，用力向自身方向拉，同时双腿用力伸。一次不行，可反复几次。

B. 大腿抽筋时，仰浮水面，使抽筋的腿屈曲，然后用双手抱住小腿用力，使其贴在大腿上。

C. 上臂抽筋时，握拳，并尽量屈肘关节，然后用力伸直，反复数次。

D. 手指抽筋，可先用力握拳，再用力张开，迅速反复几次直至恢复。

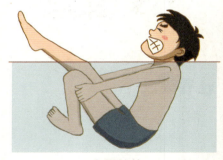

大腿抽筋

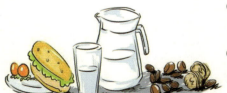

痉挛预防：

①要注意补充钙和维生素 D，可吃钙片，也可吃含钙丰富的食物如虾皮、牛奶、豆制品等。

②要加强体育锻炼，锻炼时要充分做好准备活动，让身体都活动开。这时下肢的血液循环顺畅，再参加各种激烈的运动或比赛，就能避免腿抽筋。

③要注意保暖，不让局部肌肉受寒。

搬运患者

当发生意外伤病时,对情况严重的患者在救护车到来前不宜搬运。但现场有起火、爆炸等危险时,应立即将患者搬离危险的环境。

几种简易的徒手搬运方法:

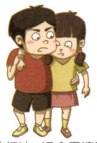 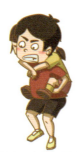 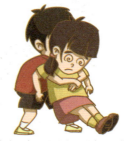

①扶行法,适合于清醒、单侧下肢软组织受伤、在有人帮助下能自己行走的患者。

②背负法,适合于老弱或年幼的、清醒的、体形较小、体重较轻、没有脊柱、肋骨、胸部损伤的患者。

③拖行法,适合于清醒或昏迷、体形较大且体重较重、不适合采用其他徒手方法搬运的患者。

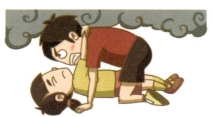 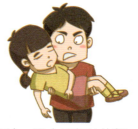

④爬行法,适合于在空间狭窄或有浓烟的环境下清醒或昏迷的患者。

⑤手抱法,适合于年幼体轻、伤势较轻的患者。对脊柱损伤者禁用此法。

有的患者不适合徒手搬运,或由于空间限制,难于找到担架等专用器械,这时就地取材,利用家中物品来搬运伤病者。

①椅子搬运,适合于处于坐位或半卧位的伤病者,如心绞痛、心肌梗死、肋骨骨折等患者。搬运时患者坐在椅子上,可用宽带将患者固定在椅背上。两个救护者一人抓住椅背,另一人抓住椅腿,将椅子稍向后倾斜,然后搬运。

②毛毯、床单搬运,适合于空间狭窄、担架不易通过的环境:搬运时将毛毯或结实的床单铺在床上或地上,将患者轻轻搬到毛毯或床单上,两个救护者面对面各自抓紧毛毯或床单的两角,抬起患者搬运(髁上骨骨折、下肢骨折、脊柱损伤者禁用此法)。

脚 扎 伤

　　人被钉子扎了脚，伤口往往小而深，出血虽然少，但脏东西很难排出来，容易引起感染。如果被破伤风杆菌感染，后果非常严重。因此，被钉子扎了脚要及时处理。

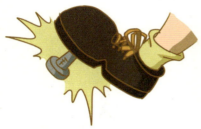

①如果钉子扎得较深，切忌立即拔出，应将其包扎固定好，尽快把患者送到医院治疗。
②如果患者出血较多，可采用间接加压止血方法包扎伤口，尽快送患者去医院。
③24小时内给患者注射破伤风抗毒素。
④老人、儿童的刺伤容易被忽略，要细心检查，以免发生严重后果。

宠 物 咬 伤

　　现在养宠物的家庭越来越多，常发生人被猫、狗抓伤、咬伤的情况。猫、狗的唾液中可能带有狂犬病毒和细菌。人被这样的猫、狗咬伤后，起初伤口会出现疼痛、红肿，如不处理，几天、几个月，甚至几年后可能会出现烦躁、惶恐不安、牙关紧闭、怕光怕水等狂犬病症状，严重时会危及生命。

被猫、狗咬伤，要立即采取以下处理措施：

①用大量的清水或肥皂水清洗伤口。此类伤口往往外口小里面深，所以必须掰开伤口，让其充分暴露，冲洗完全。冲洗后挤压伤口，排去带毒污血。如果伤口较大，软组织损伤严重，则不宜过度冲洗，防止引发大出血。
②开放伤口，不要包扎。尽快把患者送到医院治疗，及时注射狂犬病疫苗及破伤风抗毒素。

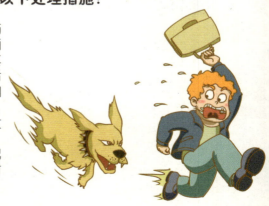

蜂蝎蜇伤

　　人被蜂或蝎子蜇伤也会出现比较严重的后果。蜂的尾部有刺，刺与体内的毒腺相连；蝎子尾部有锐利的弯钩，弯钩与体内的毒腺相通。当蜂、蝎子蜇人时，毒腺内的毒液就会注入人体内，蜇伤的中心有出血点、起小水泡，周围肿胀，出现烧灼痛或剧痒。蜂蜇伤还可能引起过敏反应，严重时患者会出现喉头水肿、支气管痉挛甚至休克。中蝎毒严重时人会发烧、恶心、呕吐，甚至四肢抽搐、呼吸困难。

蜂蝎蜇伤的救治方法：

①如果有刺残留在患者皮肤内，用镊子把刺拔出来或用磁卡或信用卡边缘顺着毒刺方向把带有毒囊的毒刺刮掉，注意在拔除蜜蜂刺时，不要用手挤压毒囊。

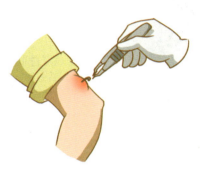

②建议用吸乳器、拔火罐吸出毒液，不建议立即用手挤压毒液或用口吸出毒液。

③若被蜜蜂或蝎蜇伤，可用肥皂水充分清洗患处；若被黄蜂蜇伤，可用食醋充分清洗患处。

④冷敷患者伤口，以延缓毒液吸收，减轻肿胀和疼痛。

⑤如果患者病情严重，尽快送到医院救治。

鱼刺卡喉

　　爱吃鱼的人几乎都有被鱼刺卡喉的经历，如果处理不好也会有生命危险。民间有喝醋、吞饭、吃馒头、吃韭菜、大量喝水等解决鱼刺卡喉的土办法。这些办法无非是要把鱼刺吞下去，但这些办法非但没有效果，相反可能会引发更严重的后果。

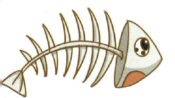

鱼刺卡喉的正确处理方式：

①停止进食，甚至连水都不要喝，放松咽喉保持镇静，喉部肌肉放松后导致痉挛松解，鱼刺有可能掉进胃里。

②小软的鱼刺也可以用手刺激一下喉咙，产生恶心呕吐感把鱼刺吐出来。

③如果30分钟后没有缓解或者吞下去的是大鱼刺，一定要抓紧去医院就诊。

④吃鱼时不要与蔬菜、米饭混在一起吃，特别是儿童，吃鱼时要安静，不要说话或边玩边吃，减少鱼刺卡喉情况的出现。

眼内异物

进入眼睛的异物多是沙粒、灰尘、眼睫毛等，有时异物会被眼泪冲掉，但多数不会随泪水流出来。

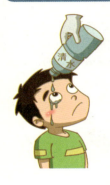

眼内异物应采取的正确措施：

①不要揉眼睛。许多异物表面是不光滑的，揉眼睛会加重异物对眼球的损伤。

②用清水冲洗眼睛，让异物随清水流出。

③如果异物停留在眼内，可让患者面向光源坐下，上身稍向后倾，便于检查上、下眼睑的内侧。检查上眼睑时，可让伤者眼睛向下看，然后用拇指和食指捏住上眼皮，轻轻向上翻转。检查下眼睑时只需轻轻将下眼皮向下外翻。

④发现了眼睛里的异物，可用干净的湿棉签将异物清除，最好再滴1~2滴眼药水。

⑤如果不能发现或无法清除眼中异物，就要尽快去医院医治。

皮肤烧烫伤

生活中，以火焰烧伤和热水、热油等热液烫伤最为多见。烧伤程度分为Ⅲ度：Ⅰ度烧伤主要损伤角质层，有轻度红肿，皮表不起泡。Ⅱ度烧伤分为浅Ⅱ度和深Ⅱ度，浅Ⅱ度烧伤可达真皮浅层，起水泡，剧疼；深Ⅱ度水泡小，但密度高，皮肤溃烂，疮皮厚。Ⅲ度烧伤是将皮肤烧焦。家庭内多为Ⅰ度、浅Ⅱ度烧烫伤。

①对创面降温，立即用凉水冲洗半小时左右，至脱离冷水后疼痛减轻。

②对Ⅰ度、浅Ⅱ度烧烫伤创面，可在创面冲洗后，拭干，迅速涂抹京万红软膏，不要给创面涂抹牙膏、酱油等以防感染。而深Ⅱ度、Ⅲ度烫伤的创面需经凉水冲洗后，用保鲜膜覆盖保护创面，再用干净的毛巾或敷料覆盖保护创面，送往医院救治。

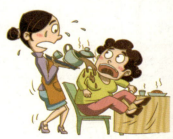

③烧烫伤后往往皮肤立即起水泡并明显感觉到疼痛，可用消毒后的针把水泡挑破，把其中的水引流出来，不可将水泡皮撕去，以防细菌侵入而发生感染。如烫伤较为严重，衣服和表皮粘连，可用剪刀剪开衣服，慢慢脱掉，防止蹭掉皮肤，然后送医救治。

④烧烫伤病人容易有口渴症状，不要给病人喝白开水、矿泉水，以免引发脑水肿和肺水肿等并发症。可让病人少量多次喝些淡盐水，以补充血容量，防止休克。

口腔、咽喉烧烫伤

　　口腔和咽喉表面有一层很薄的黏膜，人喝入过热的汤水或腐蚀性的化学液体，吸入过热的气体、浓烟，都会损伤黏膜，引起黏膜迅速肿胀，甚至阻塞呼吸道，造成说话困难，甚至呼吸困难。

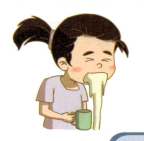

口腔、咽喉烧烫伤的处理方法：
①立即将患者与热源隔离开。
②如果患者清醒，立即帮助患者用冷水漱口或含冰块，使口腔和咽喉冷却下来。
③迅速将重患者送医院，在途中密切观察患者的呼吸和脉搏。

化学物质造成的烧伤

　　能引起严重烧伤的化学物质有强酸和强碱两类。人不论被何种化学物质烧伤，都要立即做现场处理，以免烧伤继续加重。急救者要注意自身保护，如穿保护衣服、戴手套。

化学烧伤的处理方法：
①小心脱掉患者被化学物质沾染的衣服。如患者伤情严重，要立即呼叫救护车。
②如果是生石灰将人烧伤，要迅速将患者身体上残存的石灰刷掉，再用清水冲洗。
③如果是被强酸（如硫酸、盐酸）或强碱烧伤，先要将患者身上的强酸、强碱擦干净，防止冲洗中被稀释的酸、碱烧伤周围皮肤，然后立即用大量清水将这些化学物质冲洗干净。冲洗时患者可能会疼痛，但要在安慰患者的同时坚持冲洗。
④如果患者伤势较轻，经以上处理后，用干净的布、手绢覆盖伤处（如果被磷烧伤，应覆盖湿敷料），尽快送医院。
⑤如果化学物质溅到眼睛里，要用清水冲洗眼睛15分钟以上。冲洗时让患者不停地眨眼睛，以便充分地清洗眼球和结膜，但不要翻眼皮，冲洗后立即送医院。

触 电

　　随着家用电器的频繁使用，触电事故也经常发生。触电会造成电烧伤，常有生命危险。发现有人触电，千万不要惊慌。

触电的抢救方法：

①立即切断电源。对于普通电线，可用木棒、竹竿等绝缘工具将其挑开；对于断落的高压线，必须首先拉闸断电，禁止旁人接近触电者或用绝缘物挑开电线，以免发生不测。抢救者要注意自我保护，脚下垫上木板或穿上胶鞋，切不可用手去拉触电者。

②触电者脱离电源后，如果神志清醒，要检查其全身有无烧伤、外伤并及时处理，尽快送医院做进一步的治疗。如触电者意识丧失，要立即检查其呼吸和脉搏。如触电者呼吸、心跳停止，要立即对其实施心肺复苏术，同时呼叫救护车。

③如果发现高压线铁塔倾斜或者电线断头下垂时，一定要远离电线 10 米以上，防范跨步电压带来的伤害。

④触电救护原则：迅速脱离电源；就地开展救护；准确开展心肺复苏；坚持抢救，等待救护车。

冻 伤

　　人在寒冷环境中时间过长，手、脚、耳朵、鼻尖等处就会出现冻伤。轻者皮肤红肿、灼痛或发痒，重者皮肤起水泡，最重者引起皮肤、肌肉甚至骨骼坏死。

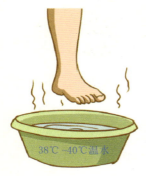

38℃~40℃温水

轻度冻伤的处置方法：

①如果手脚冻伤，可将手或脚浸泡在 38℃~40℃的温水中，直到冻伤处皮肤的颜色恢复正常。患者也可将冻伤的手放在自己的腋下，让冻伤处慢慢恢复温暖。

②如果耳、鼻或脸部冻伤，可戴上手套或用棉垫、纱布垫轻轻捂在冻伤处，直到皮肤颜色恢复正常。

③复温后局部立即涂敷冻伤外用药膏。

④不要用冰雪在冻伤处摩擦，这样会增加散热甚至造成局部损伤。也不要用火烤或将冻伤处放在过热的水中，这样会导致局部组织坏死，加重冻伤。

常见传染病预防

流　感

　　流行性感冒（简称流感）是由流感病毒引起的急性呼吸道感染，也是一种传染性强、传播速度快的疾病，主要通过空气中的飞沫、人与人之间的接触或与被污染物品的接触传播。

流感的预防措施：

①保持室内空气流通，流行高峰期避免去人群聚集场所。

②咳嗽、打喷嚏时应使用纸巾等，避免飞沫传播。

③经常洗手，避免脏手接触口、眼、鼻。

④流行期间如出现流感样症状应及时就医并减少接触他人，尽量居家休息，直至主要症状消失。

⑤患者用具及分泌物要彻底消毒。

⑥加强户外体育锻炼，提高身体抗病能力。

⑦秋冬气候多变，注意加减衣服。

⑧接种流感疫苗。

⑨服用抗病毒药物预防。

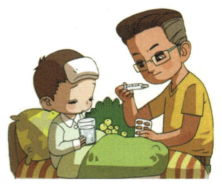

结核病

　　结核病是由结核杆菌感染引起的慢性传染病。结核菌可能侵入人体全身各种器官，但主要侵犯肺脏，称为肺结核病。常有低热、乏力等全身症状和咳嗽、咯血（喉以下部位的呼吸道出血）等呼吸系统症状。

结核病的治疗原则：

①**早期治疗**：早期病变较易恢复。

②**剂量适宜**：剂量不足的危害是治疗无效；容易产生耐药菌。

③**联合用药**：联合用药可防止耐药性产生；联合用药可针对各种代谢状态的细菌用药，以达到强化药效的目的。

④**规律用药**：用药不能随意间断。间歇疗法在剂量及间隔上有特定要求，用法也有一定规律，不属间断疗法。

⑤**坚持全程**：化疗要坚持全程，防止复发，全程不一定是长程。

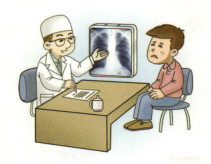

结核病的预防措施：

①**控制传染源**：及时发现并治疗肺结核患者。

②**切断传播途径**：注意开窗通风，注意消毒。

③**保护易感人群**：接种卡介苗，注意锻炼身体，提高自身抵抗力。

手足口病

　　有多种肠道病毒可引起手足口病。最常见的是柯萨奇病毒 A16 型及肠道病毒 71 型。其感染途径包括消化道、呼吸道及接触传播。手足口病主要发生在 5 岁以下的儿童，潜伏期多为 2～10 天，平均 3～5 天。

手足口病的预防措施：

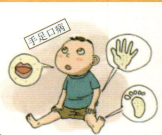

①饭前便后、外出后要用肥皂或洗手液等给儿童洗手，不要让儿童喝生水、吃生冷食物，避免接触患病儿童。

②看护人接触儿童前、替幼童更换尿布、处理粪便后均要洗手，并妥善处理污物。

③婴幼儿使用的奶瓶、奶嘴使用前后应充分清洗。

④本病流行期间不宜带儿童到人群聚集、空气流通差的公共场所。注意保持家庭环境卫生，居室要经常通风，勤晒衣被。

⑤儿童出现相关症状要及时到医疗机构就诊。患儿不要接触其他儿童；父母要及时对患儿的衣物进行晾晒或消毒，对患儿粪便及时进行消毒处理；轻症患儿不必住院，宜居家休息、治疗，以减少交叉感染。

⑥每日对玩具、个人卫生用具、餐具等物品进行清洗、消毒。

⑦托幼单位每日进行晨检，发现可疑患儿时，及时采取送诊、居家休息的措施；对患儿所用的物品要立即进行消毒处理。

⑧患儿增多时，要及时向教育和卫生部门报告。根据疫情控制需要，当地教育和卫生部门可决定采取托幼机构或小学放假措施。

肝　炎

　　肝炎是肝脏炎症的统称，通常指由多种致病因素如病毒、细菌、寄生虫、化学毒物、药物、酒精、自身免疫等因素导致肝脏细胞受到破坏，肝脏的功能受到损害，引起身体一系列不适症状以及肝功能指标异常。

肝炎的症状：
　　不同病因的肝炎临床表现各异，常见症状包括：食欲减退、腹胀、厌油腻食物、恶心、呕吐、易疲倦。

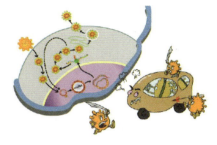

乙肝的预防措施：
①把好输血、血液制品质量关。防止携带病毒血液输入人体；要随时检查职业献血员的健康状况，有乙肝感染或乙肝病毒表面抗原携带者不能献血。

②阻断母婴传播。防止母婴传播的最好方法是新生儿出生后马上注射1支乙肝免疫球蛋白，然后在第1个月、第2个月及第3个月末各注射1支乙肝疫苗。

③切断唾液传播。50%~80%乙型肝炎病毒携带者的唾液中可以检测到乙型肝炎病毒，给孩子嘴对嘴地喂食物是个坏习惯，应该制止。

④注射用品及医疗器械要严格消毒，仅用75%酒精浸泡擦抹是杀灭不了乙肝病毒的。

⑤防止乙肝经性接触传播。

⑥应该搞好家庭及环境卫生，勤洗澡，勤换衣服，勤晒被褥。

性　病

　　性传播疾病，亦称"性病"，原来是指通过性交行为传染的疾病，曾被称为"花柳病"。主要病变发生在生殖器部位，包括梅毒、淋病、软下疳、性病性淋巴肉芽肿和腹股沟肉芽肿5种。

性病的社会预防：
①加强精神文明建设和法制建设，净化社会环境，铲除滋生性病、艾滋病的土壤。

②坚决取缔卖淫嫖娼、吸毒贩毒和淫秽书刊等出版物。加强健康教育，使人们对性行为有正确的认识，提倡洁身自爱，抵制社会不良风气。

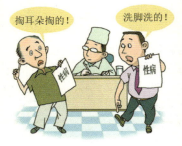

掏耳朵掏的！

洗脚洗的！

性病的个人预防：
①提高文化素养，洁身自好，防止不洁性行为。
②采取安全性行为，正确使用质量可靠的安全套。
③平时注意个人卫生，不吸毒，不与他人共用注射器。
④有生殖器可疑症状时及时到正规医院就医，做到早发现、早治疗。
⑤配偶得性病应及时到医院检查，治疗期间最好避免性生活，需要时使用安全套。
⑥做好家庭内部的清洁卫生，防止对衣物等生活用品的污染，如勤晒、勤洗被褥，患者内衣裤要消毒，不要和小孩的衣物混在一起洗，大人与小孩分床睡，分开使用浴盆，马桶圈每天擦洗等。

结 膜 炎

　　正常情况下，结膜具有一定防御能力，但当防御能力减弱或外界致病因素增加时，将引起结膜组织炎症，这种炎症统称为结膜炎（红眼病），按病程可分为超急性、急性、亚急性、慢性结膜炎。

结膜炎的个人预防：

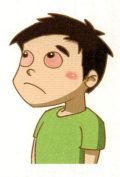

①"红眼病"高发季节，要养成良好的个人卫生习惯，勤剪指甲，饭前便后要洗手。
②保持良好的个人卫生，最好不要用手触摸眼睛，触摸眼睛前后要彻底洗手。
③可用板蓝根、野菊花、夏枯草、黄芩、栀子、金银花等熬汤或泡茶服用，提高免疫力。
④不要与别人共用毛巾或个人卫生用品，用流水洗脸和手。不接触患者用过的洗脸用具、手帕及治疗使用过的医疗器具。
⑤不要用酒店提供的毛巾擦脸，以免因毛巾消毒不完全而感染红眼病。
⑥不要与他人共用眼部药物、眼部化妆品和其他可能接触眼部的药品或用品；不采用集体滴眼药的方式预防眼病。
⑦保持大便通畅，便秘者可用番泻叶泡茶饮用。
⑧在日常生活中，少到游泳场等公共场所，尤其是免疫力低的小孩，以免感染病菌。
⑨在流行期，公用水龙头、电梯扶手、门把手、电话、用具、玩具等要注意消毒；接触电脑键盘后要洗手，切忌揉眼、搓脸，尤其是使用公共键盘者。

麻　疹

麻疹是由麻疹病毒引起的全身发疹性急性呼吸道传染病，一年四季均可发生，但以冬末初春为多。麻疹传染性极强，通过呼吸道分泌物、飞沫传播，在人口密集而未普种疫苗的地区易发生流行，2~3年一次大流行。

麻疹的症状：

麻疹潜伏期一般是9~12天。临床表现为发热和上呼吸道卡他症状（咳嗽、流涕、打喷嚏、鼻塞等），畏光，眼分泌物多，结膜充血，口腔第二磨牙相对的颊黏膜上可发现细小白点，称"科氏斑"。发病后第4~5天全身出现皮疹，先耳后、发际，渐渐蔓延到前额、面、颈、躯干、四肢，最后到手掌、脚底。疹退后留有

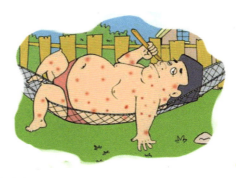

浅褐色色素斑伴糠麸样脱屑。麻疹患者从潜伏期最后1~2天至出疹后5天内都具有传染性，得了麻疹后要及时治疗。麻疹治好后一般是终身免疫的。

麻疹的预防措施：

①每年3~5月是麻疹的高峰期，医生提醒春季应加强疾病预防，谨防儿童麻疹发病。

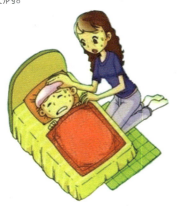

②预防麻疹的关键措施是对易感者接种麻疹疫苗，以提高其免疫力。

③注意个人及环境卫生，保持良好的生活和卫生习惯，多喝水、不挑剔食物、不吸烟、不酗酒，不要随地吐痰，勤洗手。加强体育锻炼，提高抗病能力。

④搞好家庭及环境卫生，保持室内和周围环境清洁。

⑤在接触麻疹患者后5天内立即注射免疫血清球蛋白，可预防麻疹发病；超过6天则无法达到上述效果。这种方法只能维持8周，以后应接种麻疹疫苗。

⑥患者衣物应在阳光下暴晒，患者曾住的房间宜通风并用紫外线照射。流行季节易感儿尽量少去公共场所（尤其是医院）；少串门，以减少感染和传播机会。

禽 流 感

　　禽流感是由禽流感病毒引起的人类疾病。禽流感病毒，属于甲型流感病毒，根据禽流感病毒对鸡和火鸡致病性的不同，分为高、中、低／非致病性三级。至今发现能直接感染人的禽流感病毒亚型有 H5N1、H7N1、H7N2、H7N3、H7N7、H9N2 和 H7N9。

禽流感的个人预防：

①减少到公共人群密集场所的机会，对于那些表现出身体不适、发烧和咳嗽症状的人，要避免与其密切接触。

②养成良好的个人卫生习惯，包括睡眠充足；吃有营养的食物；多锻炼身体；勤洗手，要使用香皂彻底洗净双手。

③可以考虑戴 n95 口罩，降低风媒传播的可能性。

④定期服用板蓝根（可以考虑有一定规律性），大青叶、薄荷叶、金银花作茶饮。

⑤特别注意类似临床表现，引起重视。特别是突发高热、结膜潮红、咳嗽、流浓涕等症状。

登 革 热

　　登革热是登革热病毒经蚊媒传播引起的急性虫媒传染病。临床表现为高热，头痛，肌肉、骨关节剧烈酸痛，皮疹，出血倾向，淋巴结肿大，白细胞减少，血小板减少等，是东南亚地区儿童死亡的主要原因之一。

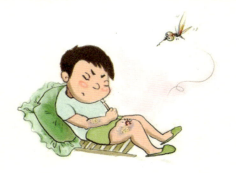

登革热的个人预防：

①切断传播途径。防蚊、灭蚊是预防本病的根本措施。改善卫生环境，消灭伊蚊滋生地，清理积水。喷洒杀蚊剂消灭成蚊。

②提高抗病力，注意饮食均衡营养，劳逸结合，适当锻炼，增强体质。

预防自然灾害和意外事故

　　自然灾害时有发生，增强危机意识，常备不懈，是对抗自然灾害的有效办法。我们在家需要采取的防地震和防火措施有以下几点。

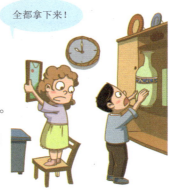

全都拿下来！

家中防震措施：

①墙上不要悬挂过重的装饰品，如大型玻璃相框等。
②保持楼道通畅，便于人员疏散。
③阳台上留有适当空间，以备必要时通过阳台逃向室外。
④将结实的家具下清理干净，以备临时藏身。

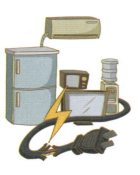

家中防火措施：

①选择电线首先要看绝缘层是否牢固可靠，然后考虑是否符合用电负荷的要求。
②家中装修时要合理布线，以防电线绝缘层受损。
③正确使用家用电器，用完后不仅要关闭开关，还要拔下插头，确保断电。
④房间内和楼道里不要堆积易燃杂物，保持消防通道畅通。

地震的危害

　　我国是地震多发的国家。强度大的地震瞬间就会造成巨大损失。地震造成人员伤亡的原因有房屋倒塌、触电火灾和煤气泄漏等。其中，导致死伤最多的是房屋倒塌。

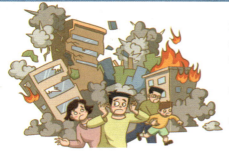

地震造成的伤害：

①因为口鼻被沙土掩埋而引起窒息。
②各种创伤，如砸伤、骨折、出血、内脏损伤、挤压伤等。
③伤口发生感染，包括由破伤风菌感染引起的破伤风。
④触电、煤气中毒、烧伤等。

地震中逃生

地震虽然目前是人类无法避免和控制的，但只要掌握一些技巧，也可以使灾难损害降到最低。

发生地震时，在室内的人可采取以下避震措施：

①从地震开始到房屋倒塌，一般情况下有10~15秒的时间，住在平房或楼房一层、二层者，可利用这段时间迅速转移至空旷地带。

②如果住在楼房高层或虽住平房但因行动不便不能跑出时，可立即躲到结实的家具或坚固的机器设备旁，或墙根、内墙角等处，头部尽量靠近墙面，一旦发生房屋倒塌，可形成相对安全的三角空间。

③可迅速躲进卫生间等面积小、金属管道多的房间。

④尽量利用身边物品，如被褥、枕头、皮包等保护住头部。

⑤迅速关掉火源、切断电源。

⑥不要躲在阳台、窗边等不安全的地点，也不要躲在不结实的桌子或床下。

⑦跟随人群向楼下逃生时，不可拥挤、推搡或不知所措地四处乱跑。

⑧不要站在吊灯或吊顶下面。在商场内要避开玻璃窗、广告灯箱、高大货架等危险物。

⑨不要逃出后又返回房屋中取财物。

⑩不进电梯，不在楼道躲避。

发生地震时，在室外的人可采取以下避震措施：

①室外遇地震，应迅速跑到空旷场地蹲下，尽量避开高大建筑、立交桥、高压线、广告牌及煤气管道等危险处。

②野外遇地震，应避开山脚、陡崖，以防滚石和滑坡；如遇山崩，要向滚石前进方向的两侧躲避。

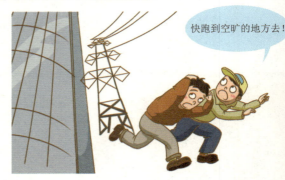

快跑到空旷的地方去！

③海（湖）边遇地震，应迅速远离海（湖）岸，警惕地震引发的海（湖）啸。

④驾车时遇地震，司机应迅速躲开立交桥、陡崖、电线杆等，并尽快选择空旷处停车。

震后自救互救

根据有关统计，大地震后半小时内的被救者生存率可达 90%，所以尽早自救和互救是减少伤亡的主要措施。

震后的自救措施：

①保持镇静，有坚定的生存意志，相信能脱离险境。

②一时不能脱险时，要设法移开身上的物体。如有重物可能坠落，尽量设法支撑，形成安全空间，最好向有光线、空气流通的方向移动。有烟尘时，要捂住口鼻，防止窒息，等待救援。

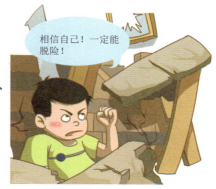

相信自己！一定能脱险！

③没有必要时勿大声呼救。应尽量保存体力，延长生命，可用石块或铁具敲击身旁物体（最好是自来水管、暖气管），据此与外界联系。

④注意寻找食品。若一时难以脱险，应在可活动的空间内，设法寻找水、食品或其他可以维持生命的物品，耐心等待营救。

⑤在被困环境中勿用火、电。若闻到煤气味，不要使用打火机、火柴，也不要使用电话、电源开关或任何电子装置。

救护措施：互救要有组织，讲究方式方法，避免盲目图快而造成不应有的伤亡。

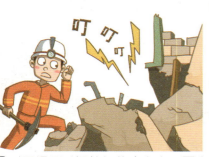

叮 叮 叮

①注意倾听被困者的呼喊、呻吟或敲击声，根据建筑结构的特点，先确定被困者的位置，特别是头部的位置，再开挖抢救，以避免抢救时给被救者造成不应有的损伤。

②先抢救容易获救的被困者，如建筑物边沿瓦砾中的幸存者。

③抢救时，要先使被救者头部暴露出来，并迅速清除其口鼻内的灰土，防止窒息，进而暴露其胸腹部。

④对于埋压时间较长的幸存者，要先喂些含盐饮料，但不可给予高糖类饮食。然后边挖边支撑，注意保护被救者的头部和眼睛。

⑤对怀疑有骨折或颈椎、腰椎受伤的被救者，抢救时一定不可强拉硬拖，避免二次损伤，要设法暴露其全身。

⑥对被抢救出来的幸存者，应采取各种适当的方法进行现场救护。

配备家庭防灾包

配备防灾包并放在易取处，对应对突发自然灾害很有必要。

防灾包的组成：

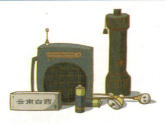

①电池收音机、干电池、手电筒、高频求救口哨、急救和常用药品。

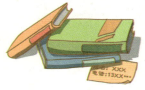

⑥重要的电话号码和信息、记事本等。

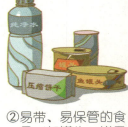

②易带、易保管的食品（如罐头、饼干等），瓶装饮用水。

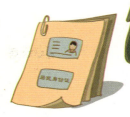

⑤重要证件的复印件，如身份证复印件、保险单据复印件、银行卡复印件等。

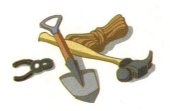

④铲子、锤子、绳索、钳子等防护、救生用品。

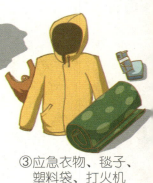

③应急衣物、毯子、塑料袋、打火机和少量日常用品。

火灾的危害

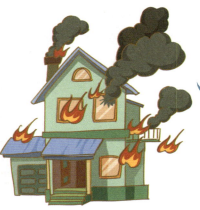

火灾发生往往很突然，而且常常伴有爆炸。人们在瞬间就有可能被高温、烈火、烟雾和毒气包围，以前熟悉的环境会变得面目全非，令人惊慌失措。

火灾中造成人员伤亡的主要原因：

①**火势蔓延快，逃生时间短。**当前，家庭装修中使用了大量的可燃化纤材料，一旦发生火灾，火势蔓延迅速，造成被困的人逃生时间很少。

②**疏散通道不畅。**如有些楼房楼层高、人员多、楼梯过道狭窄或因管理不善乱堆乱放杂物、缺少照明和指示标志等，发生火灾后通道阻塞、毒烟熏呛或相互踩踏就会导致人员伤亡。

③**烟雾和毒气窒息。**火灾会产生大量的烟雾和毒气，如一氧化碳、二氧化碳、硫化氢、氰化氢、氯化氢等；多种毒气混合在一起，具有强烈的刺激性，加上氧气缺乏，极易使人窒息。

④**逃生行为不当。**人们受到浓烟和高温的侵袭时，会不知所措，失去应变能力；或盲目从众，互相拥挤；或过度恐惧，束手待毙，终因逃生不当而造成人员伤亡。

救火的方法

发现火灾，一定要冷静，根据燃烧物质的不同采取不同的扑救方法。

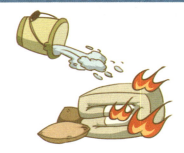

①**棉物**用水灭。家中的棉被、衣服、沙发等着火，用水灭火效果好。

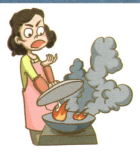

②**油火**不用水。油锅起火时，应及时用锅盖盖紧，切记不要用水灭火。

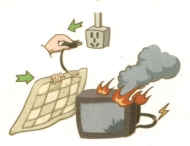

③**电火**先断电。家用电器起火，应先切断电源，再用防火毯、湿棉被等捂压灭火。如电视机、电脑等起火，应从侧面靠近，以防显像管爆炸伤人。

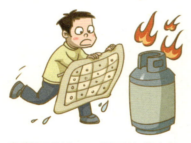

⑤**煤气**湿被压。要迅速将火扑灭，再关闭阀门，不然，可能会爆炸！

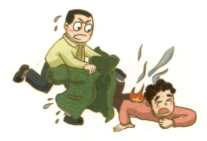

⑦身上的衣服着火，不要乱跑，立即躺倒，让别人用毯子或不易燃烧的外套将火闷灭或用水浇灭。

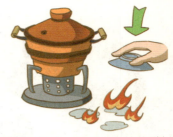

④**酒精**菜碟盖。给火锅添加酒精时起火，不要用嘴吹，可用小菜碟等盖在酒精罐上灭火。

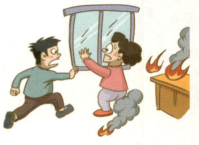

⑥**室火**慎开窗。密闭的房间内起火，不要轻易开窗，以免空气对流加速火势蔓延。

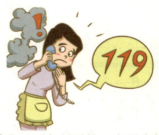

⑧及时呼救并报警。在灭火的同时应及时呼唤周围的人一同救火，并拨打"119"电话报警，报警时要清失火地点，什么物质着火，火势大小，什么特殊情况（如是否有爆炸和人员死伤、火场周围交通状况），联系人的姓名、电话。必要时，应有人在约定的地点等待消防车，为其带路。

火场中逃生

发生火灾，火势无法控制时，应立即撤离火场，转移至安全地带。如果住在高层，此时一定要冷静，要迅速观察环境并采取正确的行动。

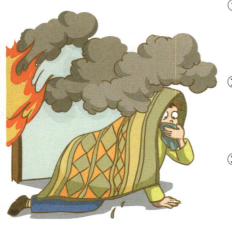

①迅速判明自己所在房间的上下左右哪个方位起火，然后再决定逃生路线，以免误入火口。如果火势来自门外，开门前要先用手摸一下门的温度，如已发烫，则不宜开门。

②发现门窗、通道、楼梯虽已着火，但火势不猛，还有可能冲出去，可向全身淋水，或用浇湿的外衣、被单、毛毯、棉被将身体裹好，不能乘电梯，沿楼梯冲出险区。

③如有浓烟，则不能直立行走，应弯腰贴近墙壁，朝安全出口方向前进，最好用湿口罩或湿毛巾折叠后捂住口鼻，穿过浓烟，以防中毒、窒息。

④如果房门已被烈火封住，不要轻易开门，以免引火入室，有条件时可向门上多泼些水，或用湿被单、湿棉被封门，以延缓火势蔓延。若火源在室内，离开时应关上门，把火焰、浓烟控制在一定的空间内。

⑤如果楼房的窗外有雨水管或避雷针管，在安全的前提下可顺着管线爬到楼下。

⑥可用结实的绳索，一头拴在窗框或床架上，在确保安全的条件下缓慢沿绳而

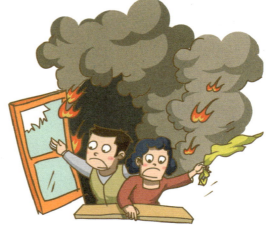

下。如一时找不到绳索，可将被罩、床单、窗帘撕成条（不可过窄）连接起来代用。

⑦如所住房间可通阳台或距楼顶近，可直奔阳台、楼顶平台或靠近窗口等易被发现的地方，等待救援。

⑧无论何种情况，都不要盲目从楼上直接跳下来，否则会有生命危险。

⑨不要因贪图财物而延误逃生时间。

牢记火场逃生自救十条

一、熟悉环境，记清方位，明确路线，迅速撤离；
二、通道不堵，出口不封，门不上锁，确保畅通；
三、听从指挥，不拥不挤，相互照应，有序撤离；
四、发生意外，呼唤他人，不拖时间，不贪财物；
五、自我防护，低姿匍匐，湿巾捂鼻，防止毒气；
六、直奔通道，顺序疏散，不入电梯，以防被关；
七、保持镇静，就地取材，自制绳索，安全逃生；
八、烟火封道，关紧门窗，湿布塞缝，防烟侵入；
九、火已烧身，切勿惊跑，就地打滚，压灭火苗；
十、无法自逃，向外招呼，让人救援，脱离困境。

火灾中自救

在火灾中，被困人员应有良好的心理素质，保持镇静，不要惊慌，不盲目地行动，选择正确的逃生方法。

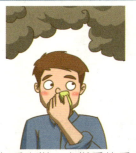

①当感到烟、火刺激时，无论附近有无烟雾，都要立即采取防烟措施，一般是用毛巾或纱布捂住口鼻。如果用干毛巾，要尽量多折叠，层数越多除烟效果越好；如用纱布折叠16层，烟雾消除率可达到90%以上。使用湿毛巾除烟效果更好，但注意毛巾不要太湿，否则除烟效果反而不如干毛巾。使用毛巾防烟时，一定要将口鼻捂严，在穿过烟雾区时，即使感到呼吸阻力增大，也不能拿开毛巾。

②勿乘电梯：电梯受热后会变形，供电系统在火灾中可能受损，将人困在电梯里。同时，电梯井如同烟囱直通各楼层，有毒烟雾会直接威胁被困人员生命。因此，火灾发生时勿乘电梯。

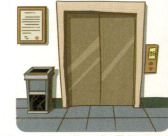

③救护他人时，要先排除现场的危险因素，如是否有房倒屋塌以及触电的危险。如现场危险，要先将受伤者抢运到安全场地，再检查其呼吸、脉搏、神志，保持受伤者的呼吸道通畅；受伤者有创伤出血时，要及时采取止血措施；受伤者有可能骨折时，要采取固定措施；受伤者如有皮肤烧伤、咽喉吸入性烧伤或中毒症状，要及时采取相应的救护措施。

预防雷击

夏季雷雨天气较多，市民要如何避免雷击事件的发生呢？除了学习雷电常识、关注天气预报、观察天气变化等方面，还应增强自身的防范意识。

室内防雷击：

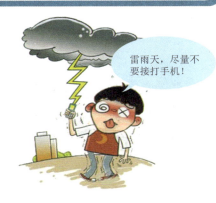

雷雨天，尽量不要接打手机！

①紧闭门窗，防止球形雷电侵入室内。
②千万不要接触天线、水管、铁丝网、金属门窗、建筑物外墙，远离电线等带电设备或其他类似金属装置，不要使用淋浴器。
③雷电发生时，家庭使用的一切电器应停止工作，切断与室外连接的所有导线，拔下天线插头和电源插头。
④也不要上网，不要使用调制解调器设备，最好把电脑的电源插头拔掉。

室外防雷击：

①首先要要躲入有防雷设施保护的建筑物内。
②不要在建筑物顶部停留，不要到楼顶上看下雨或玩耍。
③不要进入孤立的棚屋、岗亭等，也不宜撑铁柄伞，更不能把金属工具扛在肩上。
④不宜在水面和水边停留。在河里、湖泊、海滨游泳，在河边洗衣服、钓鱼、玩耍等都是很危险的。
⑤不宜在孤立的大树或烟囱下停留。如万不得已，则须与树干保持3米以上的距离，下蹲并双腿靠拢。

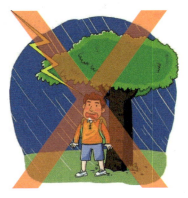

⑥不要骑在牲畜上，也不宜开摩托车、骑自行车。
⑦当在户外看见闪电几秒内就听见雷声时，说明正处在靠近雷暴的危险环境，此时应停止行走，两脚并拢并立即下蹲；不要与人拉在一起或多人挤在一起；最好使用塑料雨具、雨衣等。
⑧人在遭受雷击前，会突然有头发竖起或皮肤颤动的感觉。这时，应立刻躺倒在地，或选择低洼处蹲下，双脚并拢，双臂抱膝，头部下俯，尽量缩小暴露面。
⑨如果在户外看到高压线遭雷击断裂，此时应提高警惕，因为高压线断点附近存在跨步电压，身处附近的人此时千万不要跑动，而应双脚并拢，跳离现场。

预防沙尘暴

沙尘暴是沙暴和尘暴两者兼有的总称，是指强风把地面大量沙尘物质吹起并卷入空中，使空气特别混浊，水平能见度小于100米的严重风沙天气现象。其中，沙暴是指大风把大量沙粒吹入近地层所形成的挟沙风暴；尘暴则是大风把大量尘埃及其他细粒物质卷入高空所形成的风暴。

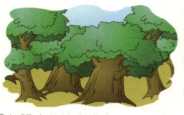

预防沙尘暴：

①加强环境的保护，把环境的保护提到法制的高度。
②恢复植被，加强防治风沙尘暴的生物防护体系。
③加强防治风沙尘暴的工程技术措施，即房屋、建筑物的结构。
④加强农业技术措施。
⑤加强对沙尘暴形成的因素、运动的规律、时空分布的研究。
⑥加强预报、预警以及通讯系统的现代化。
⑦加强宣传，对经常发生沙尘暴的地区，尽快宣传普及并写成宣传科普材料。

沙尘暴的自我防护：

①使用防尘、滤尘面罩，戴眼镜，穿戴防尘的手套、鞋袜以保护皮肤。
②及时关闭门窗。
③勤洗手脸，减少外出机会。
④多饮水。
⑤发生慢性咳嗽、气短、哮喘、胸痛等症状者应尽快就诊。

预防雾霾损害

雾霾由一些微小的颗粒物组成，若人们大量地吸入，会引起一定的呼吸感染问题。所以，我们要采取有效的预防措施。

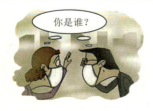

你是谁？

①戴帽子；②戴口罩；③穿长衣；④户外"短平跑"；⑤进屋就洗脸、洗手；⑥用鼻呼吸；⑦擤鼻子；⑧巧开窗；⑨早睡觉；⑩多喝水；⑪少抽烟；⑫多吃粗纤维食品。

溺水急救

　　溺水亦称淹溺，是指人体淹没于水中，由于液体进入呼吸道及肺泡，或引发反射性喉头、气管、支气管痉挛，导致换气功能障碍，发生窒息、缺氧，并处于临床死亡状态。如未能得到及时抢救，则进入生物学死亡，则称溺死，而无可挽救。

溺水现场急救的步骤：

①尽快将溺水者移至安全地带，并注意自身
　安全。
②如有外伤，立即处理头、颈部损伤。
③先开放气道，再做口对口吹气，最后再做
　胸外心脏按压。对心脏骤停的溺水者要立
　即进行心肺复苏。操作之前，要先清除溺
　水者口鼻中的水草、泥沙等，头偏向一侧，
　让鼻子里的水流出来。

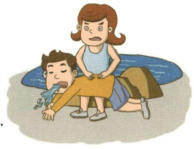

④不要长时间控水，以免延误抢救时机。
⑤尽快呼叫救护车，请医务人员救助。通常，心脏骤停 4~6 分钟，脑组织则发生
　永久性损害；心脏骤停 10 分钟，则脑死亡。而溺水导致的心脏骤停，即使超
　过 10 分钟，亦应积极抢救。

预防踩踏

　　拥挤状况通常出现在空间有限而人群又相对集中的场所。这些场所在人群拥挤时，若有突发事件令人群失控，就很有可能会发生踩踏事件。那么，该如何正确预防并应对踩踏事故的发生呢？

①在密集人群中，每个人都要遵守秩序，
　保证生命安全。
②当发现人群向自己拥来时，要马上避
　到一旁或靠墙角，防止卷入人流中。
③如在拥挤的人群中，不要慌乱，和人
　群一个方向走，撑开手臂放在胸前，
　背向前弯，形成一定空间有利呼吸。

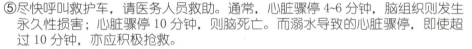

④处在密集的人群中，注意自己的随身物品不要掉落，不要被别人绊倒，如果
　倒地，把身体蜷缩呈球状，双手紧扣置于颈后，保护头、颈、胸、腹部等重
　要部位。

电梯失灵

　　一旦被困电梯内，千万不要慌张，因为电梯发生故障的原因有很多种。目前，引起电梯安全隐患的主要因素是，一方面日常电梯管理单位物业公司在平时的管理上存在疏忽和漏洞；另一方面维修保养不到位也给电梯安全埋下了隐患。

电梯逃生五法：

①保持镇静，千万别惊慌，同时要安慰被困在一起的人。因为在电梯底部通常有安全防坠装置，使电梯不至于掉下去。停电时，安全装置不会失灵，所以电梯不会滑出电梯槽。

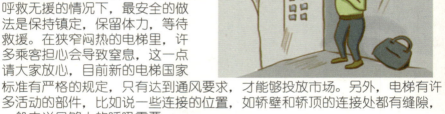

②立刻利用警铃或对讲机求救，在呼救无援的情况下，最安全的做法是保持镇定，保留体力，等待救援。在狭窄闷热的电梯里，许多乘客担心会导致窒息，这一点请大家放心，目前新的电梯国家标准有严格的规定，只有达到通风要求，才能够投放市场。另外，电梯有许多活动的部件，比如说一些连接的位置，如轿壁和轿顶的连接处都有缝隙，一般来说足够人的呼吸需要。

③如没有警铃或对讲机，可拍门呼救。如果你的报警没有引起值班人员注意，或者呼叫按钮也失灵了，最好用手机拨打报警电话求援。目前，许多电梯内都配置了手机的发射装置，可以在电梯内正常接打电话。

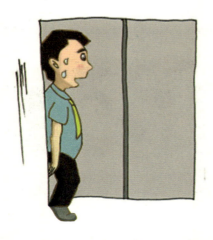

④有些被困人员会自己尝试从里面打开电梯，这是消防人员极力反对的一种自救方式。因为电梯在出现故障时，门的回路方面，有时会发生失灵的情况，这时电梯可能会异常启动。如果强行扒门就很危险，容易造成人身伤害。此外，被困群众因为不了解电梯停运时身处的楼层位置，盲目扒开电梯门，会有坠入电梯井的危险。

⑤若发现电梯有下坠迹象，请将背部紧靠电梯，然后膝盖弯曲，双脚脚尖踮起，这样能最大限度缓冲，避免对人造成过大的冲击。

防范暴力伤害

学会报警

在日常生活中，我们不免会遇到一些紧急情况。当遇到危险时，及时正确地报警是首要环节，一旦报警出现失误，不仅会使公安保卫部门失去战机，而且还会使受害者受到更大的损失。因此，不但应该熟练掌握几种最常用的报警、急救方法，还应该学会正确使用这些方法和注意事项。

①用电话拨通"110"后，一定先要问："请问是 110 吗？"，在确认自己没有打错电话后再报警。
②简要讲清在何时、何地、发生了何事以及现状，要具体确切地说清地点，如某区某大街某单位或某楼多少号等。
③说清歹徒的情况，如人数、特征、携带什么凶器、乘坐什么交通工具等。
④说清自己的姓名和联系电话，以便与公安机关保持联系。
⑤拨打"110"报警电话时，不要与歹徒发生对峙。
⑥报警可使用有线电话（普通市话、投币电话、磁卡电话）和移动电话，直接拨"110"即可接通公安机关报警电话，不用投币或插磁卡。

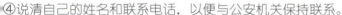

报警要注意自身安全！

遇到入室抢劫要冷静

居住在楼房里的居民所处的环境相对封闭，遇到歹徒入室抢劫时常处于孤立无援的境地，如果应对不当，就可能使歹徒得逞，甚至使自己受到伤害，如果镇定自若地与歹徒巧妙周旋，则有可能自救。

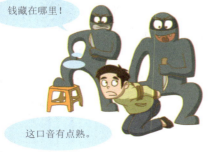

钱藏在哪里！

这口音有点熟。

①不要惊慌失措，要冷静思考对策，如果歹徒持凶器抢劫，应避免与歹徒发生冲突而被歹徒伤害。
②告诉歹徒自己的家人正在外出买东西，很快就会回来，或以其他方法警告歹徒，使其心慌，不敢久留。
③观察歹徒的行为举止，如遇到蒙面歹徒，要记下歹徒的身高、衣着、口音、举止等特征，为公安机关提供破案线索。

④歹徒作案逃离后，要注意保护现场，歹徒用手摸过的物品不要马上收拾，留给公安人员提取现场物证。

⑤有些入户抢劫案件是受害人的熟人或是熟悉被害人家庭的人及其同伙所为。案发后受害人应尽量回忆案发前遇到的可疑人、可疑事，比较歹徒和自己周围熟人的口音、举止、体貌特征等是否相像，但是在案件发生时千万不能当面指认歹徒，以免歹徒因怕被抓而行凶灭口。

发现入室盗窃要机警

当你外出回家时，如果发现门开着或是门锁被撬坏，要立即警觉起来，应想到家里可能进了小偷。这时该怎么办？

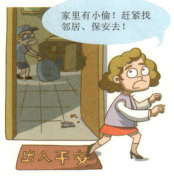

①不可立即冲进家里，要先观察一下室内是否有异常情况。如果发现小偷正在行窃，千万不要大喊大叫，要马上找来邻居或保安人员，将小偷扭送派出所。

②如果小偷作案后已经逃跑，要立即报警，并注意保护现场，等公安人员检查现场后再收拾房间。

③如果发现小偷正在逃离，可呼叫周围的人一起抓小偷，同时记住小偷的特征和逃离去向。如果小偷是开车来的，要设法记下车牌号码，及时向公安机关报告，协助破案。

④注意自我保护，特别是面对持刀行窃的歹徒，在个人力量薄弱的情况下，尽量不要单独与其正面冲突，以免受到伤害。

有陌生人敲门不可马上开门

有的歹徒谎称自己是推销员、修理工或是家人的朋友等，骗居民开门，闯入室内实施不法行为。若遇到陌生人敲门怎么办？

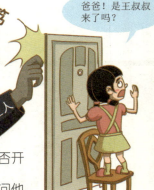

①有陌生人敲门时，应查明其身份、来意再决定是否开门，防止歹徒破门而入。

②当一个人在家时，可以大声呼叫其他人的名字，问他是否认识敲门的陌生人，如果门外是歹徒就有可能被吓跑。

③老人或儿童独自在家时，应关好房门，不回应陌生人敲门。

④在楼道或门口遇到陌生人时，要保持警觉，不要与陌生人同时进楼或在其面前打开家门，防止歹徒突然闯入。

⑤万一有歹徒闯入室内，在还没有关门的时候，可立即跑到门外，大声向邻居呼救求助。

接到陌生人的电话要警惕

又是诈骗电话！

啪！

用电话诈骗或作为入室抢劫前的试探，是犯罪分子常用的手段。如谎称家人出了车祸，自己是家人的朋友，让在家的人把钱交给他或通过扯闲话试探家里是否只有老人和孩子。您若接到这样的电话该怎么办呢？

①可以把电话挂断，不与陌生人交谈。

②可以用手机立即与家人联系，弄清事情的真相。

③如果陌生人反复打来电话纠缠不休，不可轻易告诉对方自家情况，并立即报警。

遇到拦路抢劫要沉着自卫

抢劫是以非法占有为目的、以暴力或者胁迫手段迫使受害人当场交出财物或抢走受害人财物的一种恶性犯罪。拦路抢劫多发生在比较偏僻的地方，发案时间常在晚上、深夜或凌晨，因为在这种地方和时间内，行人、车辆稀少，便于歹徒作案。遇到歹徒抢劫该怎么办呢？

①不要惊慌，要保持镇静。面对拦路抢劫歹徒，一般不要盲目乱跑，因为歹徒的目的是抢劫钱财，急于逃走可能会遭到歹徒的伤害。

②如果感觉自己对付不了歹徒，可将随身携带的钱财或物品先交给歹徒，以保证自己的生命安全。同时，记住歹徒的相貌、衣着、身高、口音和逃离方向、交通工具及车牌号等，寻找机会及时报警。

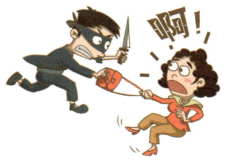

啊！

③寻找机会求救，一旦看准时机便向有人、有灯光的地方奔跑。

④如果歹徒人数较少，在有人路过时突然跑开并高声呼救，在群众的协助下将歹徒吓跑或扭送公安机关。

走在街上防飞车抢劫

　　街头飞车抢劫财物，多发生在僻静的街道、小巷及便于逃脱的岔路口、广场等地方。歹徒抢劫的目标多选单身女性，趁人不备时抢夺其提包或挂在胸前的手机、项链等。飞车抢劫的歹徒多为两人合伙作案，两人常骑一辆摩托车，在靠近抢劫目标时，坐在车后的歹徒在瞬间抢走目标的物品。歹徒还常采取殴打、恐吓、威逼等手段，抢劫独自行走在僻静街巷的行人。大家该怎样防备飞车抢劫呢？

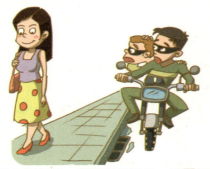

①带包在街头行走尽量远离机动车道；走在便道上时，应将包挎在自身靠近便道内侧的一方。
②买东西、打电话时，要注意身边是否有可疑的陌生人，特别是骑摩托车和自行车的人。不要边走路边打手机，手机也不要挂在胸前。
③一旦发现有骑摩托车的可疑人尾随，可迅速站到大树、汽车等障碍物后面，或就近躲进临街商店内。
④停自行车时一定要将车锁好，不要把装有贵重物品的提包遗忘在车筐内或车架上。骑车时如果车筐内放有提包，应把包带绕在车把上。
⑤一旦被抢，切勿慌乱，要努力记清歹徒的体貌特征、所驾摩托车的颜色、牌号及逃跑方向，及时拨打"110"报警。

公交车上防偷盗

　　公交车是发生偷盗案件最多的场所，小偷经常利用乘客上下车和车内拥挤时进行偷盗。小偷团伙作案也时有发生，偷盗时互相掩护、传递赃物，甚至暴力伤害揭露者。乘坐公交车时怎样防偷盗呢？

①上下车时别拥挤，要排好队有序上下车。不要为占座位而争抢，要礼貌互让，照顾老、弱、病、残、孕和儿童。
②在上车前准备好零钱，尽量不要在车上翻找钱包、现金、手机等。现金、手机要放到衣服里兜，把外套的纽扣或拉锁扣好、拉好，不给小偷留下可乘之机。
③上下车时，不要将包背在身后，要把包置于胸前，以防小偷割包、掏包。
④上车后要警惕故意挤撞的可疑人，对一直紧贴身旁的人尤其要小心，防止小偷利用汽车起步、停车、拐弯、急刹车的时候顺势行窃。

⑤如果发现手机被盗，可以马上向其他乘客借手机拨打自己的手机号码，如果小偷没来得及关机即可循铃声抓住小偷。

⑥当发现小偷正在偷别人的钱包时，可大声叫喊"我的钱包不见了"，从而间接提醒别人，必要时及时拨打"110"报警。

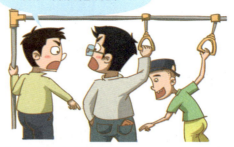

哎呀！我的钱包不见了！

开车外出防盗抢

现在很多家庭拥有了自己的汽车，但人们开车外出的安全经验还不够丰富，稍有不慎就可能被歹徒盗抢了车内的财物。在开车外出时怎样防盗抢呢？

①开车门前要注意周围有没有可疑的人。上车后应首先按下门锁，以防歹徒强行开门而入进行抢劫。

②停车后，车门及后备箱要锁好；车内不要放贵重物品，以防歹徒发现贵重物品后砸碎车窗玻璃进行盗抢。

③临时停车时，如有人来问事情，要警惕是否有其他人从副驾驶处或后面开着的车窗处偷抢车内的物品。

④驾车时如出现爆胎或其他故障，首先要看好自己的物品再去查找原因，防止歹徒趁机盗抢。

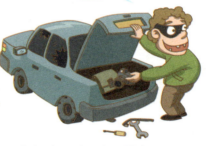

轻松到手！哈哈。

⑤在商场购物后，如发现自己的车旁有可疑人守候或走动，先不要急于上车，可请商场保安陪同自己到车旁，再开车驶离。

乘火车时防盗窃

火车站的候车室人多杂乱，是偷盗案件经常发生的场所。由于旅客乘火车时常携带很多行李，有时需要在候车室等候较长时间，所以要格外小心看护自己的行李。

①在候车室候车时，不要与上前搭讪的陌生人谈话，更不要把自己的个人及家庭信息透露给陌生人，要时刻留意自己的行李物品。

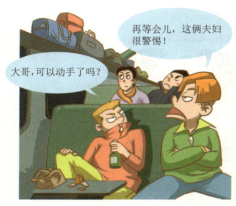

再等会儿，这俩夫妇很警惕！

大哥，可以动手了吗？

②不要接受和食用陌生人给的食品和饮料，以防万一中毒遭遇不测。

③夜间不要在候车室打瞌睡，谨防扒手趁机调包、偷盗。

④上车后，要把行李放在自己的视线范围之内，不要放在自己不易看到的地方，以防被调包、偷盗等。如单身外出，在旅途中可与邻座的旅客互相提醒。

⑤火车上座椅和床铺的下面都是相通的，比较隐蔽，为避免小偷顺手牵羊，尽量别把行李放在座椅或床铺下面。

⑥不要把装有钱物的外套挂在衣帽钩或餐车的椅背上，以防小偷以挂衣服、找座位为幌子进行偷盗。

在自动柜员机取款时防骗抢

银行的自动柜员机（ATM 机）为储户取款提供了方便，但由于自动柜员机多设在银行服务大厅外，很少有银行工作人员和保安在旁监护，也为一些歹徒骗抢储户的钱财提供了机会。在储户操作自动柜员机时，歹徒常用各种手段分散储户的注意力，再由同伙趁机用假卡把真卡换走，或趁储户不备将钱款抢走，甚至以暴力伤害储户。在自动柜员机取款时怎样防骗抢呢？

①歹徒通常在银行下班后作案，因此在银行下班后使用自动柜员机时，应格外警惕，可先观察周围的情况，如果发现有人尾随、偷窥，应尽快离开。

②如必须在夜间使用自动柜员机取款，应找人陪伴，提取现金后最好乘车离开。

③操作自动柜员机时要注意周围情况，如有人以各种理由靠近机器或上前搭话，应要求其与自己保持一定的距离。在输入密码时要用身体遮挡键盘，确保密码不被他人看到。

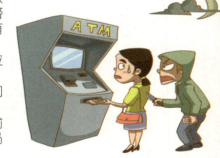

④若操作中受到干扰，储户在完成所有操作后，要仔细核对取回的银行卡和交易清单，确认没有被人趁乱掉包后才可离开。如果遭到骗抢，应及时拨打"110"报警。

⑤如果不熟悉自动柜员机的操作，在银行上班时，可以请银行工作人员或保安提供帮助。

谨防性骚扰和性侵害

在夏天、夜晚，公共场所和僻静处，女性容易遭受性骚扰和性侵害。人们在夏天的夜生活时间比较长，有时回家比较晚，夜晚光线暗，所以歹徒作案不容易被发现；而人多拥挤或僻静的公共场所往往为歹徒袭击女性提供了可乘之机。女性怎样谨防性骚扰和性侵害呢？

①尽量避免夜间单独外出，不要单独行走或逗留在僻静的地方。
②与不熟悉的异性谈话时，不要随便说出自己的真实情况，也不要炫耀或显露自己的财富或贵重物品。
③外出时对陌生人应有所提防，可婉言谢绝陌生人提出的请喝饮料、吃饭等提议。
④参加社交活动与男性单独交往时，要理性地、有节制地把握好自己，尤其不应过量饮酒。
⑤一旦发现有异性对自己不怀好意，甚至有越轨行为，一定要严厉拒绝、制止对方的企图，必要时拨打"110"报警。
⑥女性的体力虽然弱于男性，但面对暴力袭击，要敢于防身自卫，必要时可打击歹徒的要害部位，即使不能制伏对方，也可为自己制造逃离险境的机会；还可设法在歹徒身上留下印记或痕迹，在公安机关破案时，作为追查、辨认歹徒的证据。

摆脱跟踪者

女性外出，特别是夜间单独外出时，如果发现有人跟踪，要立刻警觉起来，因为跟踪是歹徒在选择合适地点实施流氓骚扰或抢劫前的步骤。女性怎样摆脱陌生人跟踪呢？

①当发现有人一直不远不近地跟在自己后面时，首先不要害怕，如果离家近，可以给家里打电话，让家人来接应，如果附近有朋友，也可请朋友接应。
②改变原行走路线，可横穿马路甩掉跟踪的人，或就近乘坐公交车、出租车离开。
③向着繁华热闹的街道、商场走，或是走到附近的学校、机关、派出所、治安岗亭等处寻求帮助，直到摆脱跟踪的人。

④如果发现有骑摩托车的人尾随，要马上远离车道，注意尾随者的去向，尽快躲到比较安全的地方。

⑤如果开车外出时发现有其他车尾随，可先停下车，关好车窗，等尾随的车走远后再开车离开。

⑥单独乘电梯时，如果有可疑的陌生人跟进来，可立即退出电梯，等下一趟人多时再乘坐。

⑦外出时注意观察周围环境。一旦遇到跟踪者又不能摆脱时，应及时拨打"110"报警。

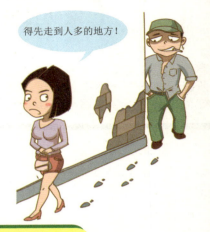

得先走到人多的地方！

谨防儿童被拐骗

　　拐骗儿童的歹徒有很多作案方法，如用糖果引诱孩子，或谎称是孩子的亲属来接孩子回家，甚至以恐吓、麻醉等手段强行劫持、拐卖儿童。家长怎样提防儿童被拐骗呢？

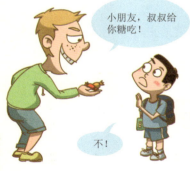

小朋友，叔叔给你糖吃！

不！

①家长要告诉孩子一些防范的知识，让孩子记住家里、父母单位和"110"报警电话以及家庭地址、父母的姓名和工作单位，万一遇到紧急情况可以想办法联系家人或报警。

②小学生尽量不要夜间外出，外出时可以多找几个同学一起走，便于相互照应。外出前要告诉父母自己去哪里，大约何时回来，与谁在一起，怎样和家里联系等情况。

③不要单独去游戏厅、电影院等情况比较复杂的公共场所。在外面不要大手大脚地花钱，更不要炫耀家里有钱，以防被坏人注意。

④不要接受陌生人的请吃、请玩，不搭乘陌生人的顺路车，不要跟陌生人到离家较远的地方去。

⑤路上如果看到可疑的人，不要与他们说话，要尽量远离他们。如果发现有陌生人跟踪，要往人多的地方走，可向警察求助或打电话让家人来接。

⑥如果遇到坏人企图拐骗，要敢于大声呼救，同时找机会逃跑，使坏人不敢声张和追赶。

⑦家长带孩子外出时一旦发现孩子走失，要立刻向所在场所的工作人员求助，必要时拨打"110"报警。

应对恐怖袭击

遇到爆炸时的避险措施

恐怖袭击多发生在公共场所，如商场或集贸市场、体育场馆或娱乐场所、地铁、宾馆等处。在这些场所如发现可疑爆炸物和爆炸事件怎么办呢？

① 不要触动可疑爆炸物并及时报警、迅速撤离。
② 将现场观察到的可疑人、可疑物向警方报告，有条件时可拍下可疑爆炸物，为警方提供线索。
③ 遇到爆炸事件要就近隐蔽或者卧倒，最好能躲在简易遮挡物后面，注意保护头部和胸部。
④ 保持镇静，服从工作人员或专门人员的指挥，注意安全疏散指示和标志；迅速选择最近的安全出口有序撤离现场，避免因拥挤、踩踏造成伤亡。
⑤ 如在车上，要设法使司机在监视器上获取报警信号。不要不顾危险拉门、砸窗、跳车等。
⑥ 如现场光线昏暗，不要用打火机点火照明，以免引起再次爆炸或燃烧。
⑦ 在环境安全的情况下，实施自救和互救。

遇到枪击时的自我保护措施

在各种场所如果遇到枪击事件，应及时采取哪些自我保护措施呢？

① 立即低头蹲下或趴下，不要站立，尽快躲避到掩蔽物后面。有效的掩蔽物应不能被枪弹击穿且体积比较大能挡住自己的身体，如墙体、大树干、汽车发动机、轮胎等。

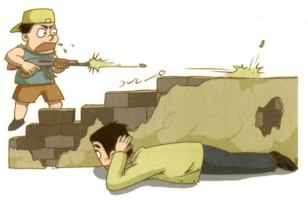

②木门、玻璃门、垃圾桶、灌木丛、柜台、场馆内座椅、汽车门和尾部等不能挡住子弹，不能作为掩蔽物。有的物体形状不规则，如小假山、观赏石等，受到枪击后容易产生跳弹而伤及躲避者，也不能作为掩蔽物，但这些物体能够起到隐蔽作用，有利于躲避者下一步的撤离。

③判明枪击方向，利用隐蔽物体向枪击的相反方向快速撤离。在情况不明时要注意隐蔽，不要四处乱跑。

④尽快拨打"110"报警，将现场观察到的可疑人、可疑物向警方报告，协助警方调查。

⑤在环境安全的情况下，实施自救和互救。

遇到劫持要沉着应对

劫持是恐怖分子常使用的恐怖袭击手段之一。万一乘坐的汽车、轮船或飞机遭到恐怖分子劫持，该如何应对呢？

①保持冷静，不要反抗，相信政府会积极、妥善地解决问题。

②不与恐怖分子对视或者对话，可以趴在地上，动作要缓慢。

③尽可能保留和隐藏自己的通信工具，及时把手机调为静音，可寻找适当的时机用手机短信通知亲友向警方求救。短信内容应包括自己所在的位置、所知道的人质人数和恐怖分子人数等。

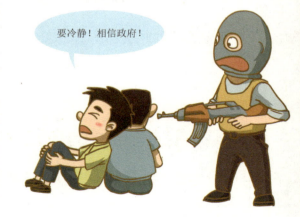

④注意观察恐怖分子的活动和恐怖组织的头目，努力记住相关情况，以便事后向警方提供证言。

⑤在警方发起突击的瞬间，要尽量趴在地上，并在警方的掩护下脱离现场。

免受心理创伤与现场心理救助

免受心理创伤

人最容易受伤的是哪里？不是身体，而是"心"。的确，人生不如意之事十有八九，生老病死世事无常。小至一个不适宜的玩笑、一个白眼、一句风凉话，大到生离死别、家破人亡、重大疾病，不开心、生气、发怒、失落、忌恨、愁闷、悲痛等等一切的心理感受都在折磨着我们的"心"。可以说，从生至死，我们的"心"经受的创伤和磨炼最多。

而且，有很多身体的创伤都直接来源于我们的情绪、心情和脾气。比如，因为易怒导致的高血压、因为抑郁导致的自杀、因为压力大导致的失眠、因为争吵导致的意外伤害等。难怪有智者说"一切疾病都是心病""万病生于气""要问你的命运好不好，先问问你的脾气好不好""健康的最高境界是心灵健康"……

那如何保持心理健康，免受心理创伤呢？——关键靠自己。

①**看开**。世事无常，生老病死是人生常态，生离死别犹如花开花落，人生一世，草木一秋。看不开，活得累，值得吗？

②**放下**。不要太执着自我，"我认为""我觉得""我的""我是对的"，人执着得越多，痛苦就越多。对身边人多说一些"你真好""谢谢你""有道理""你行""没问题"，试试看？

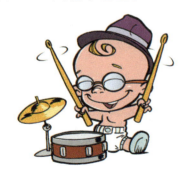

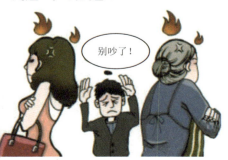

别吵了！

③**忍让**。社会就是由错综复杂的关系组成的，没有矛盾、没有冲突绝不可能。因此，人与人交往需要尊重、理解、忍让。冲突对抗害人害己，退一步天高地阔。实际上，能忍的人从来都没有吃亏。相反，处处争强好胜、处处不饶人的人，慢慢会走入人际关系的死胡同。

④**自爱而爱人。**爱惜生命、珍惜拥有。努力向阳光、大地学习——奉献一切，但从不与谁争高低、论短长。人与人相处要多一些真爱和付出，少一些贪婪索取和无谓争执，那么幸运健康和幸福就时时刻刻在你身边了。

⑤**娱乐身心。**
多读书：打开心灵，与智者聊天。
多运动：生命因为运动而精彩。
听音乐：美好的音乐总能抚慰人的心灵、带来愉悦。
交挚友：人生得一知己足矣，良师益友实在是我们进步的好伙伴！

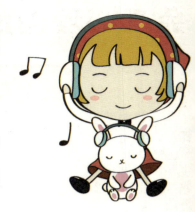

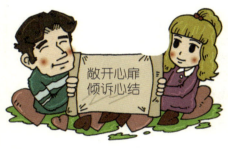

敞开心扉
倾诉心结

⑥**转移注意力。**人都是情绪化的，只是程度不同，情绪是随时变化的。所以，走出不良情绪的束缚，是人的天性和本能，不要拒绝天性和本能，不信你睁眼看看，外面的世界真的很精彩！

⑦**敞开心扉。**不要拒绝来自社会和他人的关爱，勇于接受，相信人生的美好，相信善良的力量，会使我们共渡难关。

⑧**倾诉。**用眼泪、用语言适当排解压抑在心中的千千结，负能量需要及时排解，身心才能恢复平衡愉悦。

宽心谣

日出东海落西山，愁也一天，喜也一天；
遇事不钻牛角尖，人也舒坦，心也舒坦；
每月领取养老钱，多也喜欢，少也喜欢；
少荤多素日三餐，粗也香甜，细也香甜；
新旧衣服不挑拣，好也御寒，赖也御寒；
常与知己聊聊天，古也谈谈，今也谈谈；
内孙外孙同样看，儿也心欢，女也心欢；
全家老少互慰勉，贫也相安，富也相安；
早晚操劳勤锻炼，忙也乐观，闲也乐观；
心宽体健养天年，不是神仙，胜似神仙。

现场心理救助

当突然面临灾难和事故的时候，伤病者由于缺乏相应的心理准备和处理经验，往往会不知所措，出现各种不寻常的心理、行为、情绪和思想反映，需要经过一段时间（2~4周）才会逐渐平静下来。

现场心理救助的主要工作：

救助者在现场可以通过照顾、陪伴和帮助伤病者，达到稳定伤病者情绪，防止伤病者心里创伤恶化和促进伤病者心里恢复的目的。

①**照顾伤病者：**
A. 安慰和鼓励伤病者。
B. 给伤病者提供谁和食物。
C. 帮助伤病者收拾随声物品。
D. 帮助联系亲友或医务人员照料伤病者。

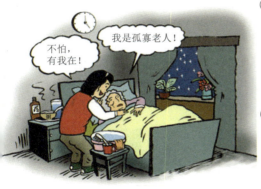

②**陪伴伤病者：**
A. 不让伤病者独处，让伤病者感到有人关爱，有安全感。
B. 聆听伤病者的诉说，促使其冷静下来。
C. 避免提到令伤病者恐惧的事情，尽量减轻他们的焦虑。

③**情绪严重者：**
A. 如果伤病者过度活跃的行为没有影响其他人，就不必对其过约束。
B. 如果伤病者有不安、惊慌或愤怒的情绪，应让他们表达出来。
C. 如果伤病者表情呆滞或极度恐惧，在条件允许的情况下，应帮助他们尽快离开突发事件现场，以减轻周围环境对他们的刺激。
D. 如果伤病者出现恶心、呕吐或颤抖等症状，可帮助他们寻找安静的地方躺下，给他们盖上衣物或毛毯，让他们休息。

救助者的自我调整：

救助者在灾难和事故现场救助他人时，本身也会承受很多的心理压力，出现各种身心反映。所以，救助者在完成救助任务之后，可与亲人、同事交流自己的感受，并充分休息，以减轻和消除在救助过程中产生的心理负担，必要时，也可以找心理医生寻求帮助。

常用求救方法

(1) 声响求救

遇难时，尽量减少喊叫的求救方法，以免耗费体力。可以选择吹哨子、击打脸盆或其他金属器皿，甚至打碎玻璃等物品向周围发出求救信号。

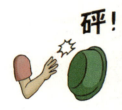

(2) 光线求救

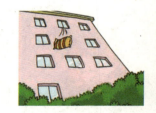

遇到危难时，可以用手电筒、镜子反射阳光等办法求救。每分钟闪照 6 次，停顿 1 分钟后，再重复进行。

(3) 抛物求救

在高楼遇难时，可抛掷软体物品，如枕头、书本、空塑料瓶等，引起下面注意，最好在所抛的物品中注明遇险情况、指示方位。

(4) 摆字求救

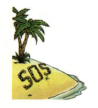

用树枝、石块、帐篷、衣物等一切可利用的材料，在空地上摆成"SOS"或其他求救字样。

(5) 烟火求救

在野外遇到危难时，白天可燃烧新鲜树枝、青草等植物发出烟雾。晚上可点燃干柴，发出明亮耀眼的火光向周围求救。

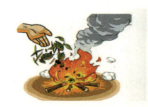

公共应急（服务）电话

公安报警······························110
火警······························119
医疗急救······················120/999 (仅北京有 999)
交通事故························122
天气预报························12121
消费者投诉举报专线················12315
建设事业服务热线················12319
卫生热线························12320
食品药品安全投诉电话··············12331
社会保障热线····················12333
市长公开电话····················12345
法律援助热线····················12348
安全生产举报····················12350
物价举报························12358
质监举报························12365
环保热线························12369
海上搜救与事故报警················12395
供电服务热线····················95598
外交部全球领事保护与服务应急呼叫中心···12308

附录三

常见安全标志

 注意安全

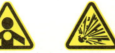 当心煤气

当心爆炸

 当心火灾

 当心机械伤人

 小心路滑

 当心烫伤

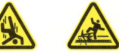 当心坠落

当心电缆

 当心伤手

 当心中毒

 小心碰头

 当心车辆

 当心吊物

 禁止带火种

 禁止通行

 禁止吸烟

 禁止放易燃物

 禁止跳下

 禁止停留

 禁止游泳

 禁止饮用

 禁止锁闭

 禁止用水灭火

 禁止燃放鞭炮

 禁止烟火

 禁止启动

 注意通风

 必须戴防尘口罩

 必须戴防护镜

家庭药箱常用配备

配置物品	用法及作用
酒精棉	急救前用来给双手或钳子等工具消毒
手套、口罩	可以防止施救者被感染
0.9% 的生理盐水	用来清洗伤口，如果没有，可用未开封的矿泉水代替
消毒纱布	用来覆盖伤口
绷带	绷带具有弹性，用来包扎伤口，不妨碍血液循环
三角巾	又叫三角绷带，具多种用途，可承托受伤的上肢、固定敷料或骨折处等
安全扣针	固定三角巾或绷带
胶布	纸胶布可以固定纱布，由于不刺激皮肤，适合一般人使用；氧化锌胶布则可以固定绷带
创可贴	覆盖小伤口时用
保鲜纸	利用它不会紧贴伤口的特性，在送医院前包裹烧伤、烫伤部位
袋装面罩或人工呼吸面膜	施以人工呼吸时，防止感染
圆头剪刀、钳子	圆头剪刀比较安全，可用来剪开胶布或绷带，必要时，也可用来剪开衣物；钳子可代替双手持敷料，或者钳去伤口上的污物等
手电筒	在漆黑环境下施救时，可用它照明；也可为晕倒的人做瞳孔反应
棉花棒	用来清洗面积小的出血伤口
冰袋	置于瘀伤、肌肉拉伤或关节扭伤的部位，令微血管收缩，可帮助减少肿胀。流鼻血时，置于伤者额部，能帮助止血
备用急救药品	无论家中有无冠心病人，只要有老人就应该备有抗心绞痛的药物，以防万一。常用药还包括治疗感冒、发烧、腹泻、牙痛的药物。此外，还须有一些外用药，如眼药膏、伤湿止痛膏以及处理小的外伤的用品

　　药箱应根据家庭成员的年龄、健康状况、季节来配备：春天备些抗过敏药，夏季备些中暑及防蚊虫叮咬药，秋天备些止泻药，冬季备些防治感冒、哮喘、胃痛的药品。药箱中还应该有一些常用的小器械，如血压计（或电子血压仪）、听诊器、体温计等

中国红十字会简介

中国红十字会是中华人民共和国统一的红十字组织，是从事人道主义工作的社会救助团体，是国际红十字运动的成员。中国红十字会以发扬人道、博爱、奉献精神，保护人的生命和健康，促进人类和平进步事业为宗旨。

中国红十字会 1904 年成立。建会以后从事救助难民、救护伤兵和赈济灾民活动，为减轻遭受战乱和自然灾害侵袭的民众的痛苦积极工作，并参加国际人道主义救援活动。

中华人民共和国成立后，中国红十字会于 1950 年进行了协商改组，周恩来总理亲自主持并修改了《中国红十字会章程》。1952 年，中国红十字会恢复了在国际红十字运动中的合法席位。中华人民共和国成立初期，中国红十字会在协助政府履行《日内瓦公约》、处理战争遗留问题、开展民间外交、宣传卫生防病知识、保护人民生命与健康等方面做了大量卓有成效的工作。

改革开放以来，中国红十字事业取得了长足的发展。1993 年 10 月，中华人民共和国第八届全国人民代表大会常务委员会第四次会议通过了《中华人民共和国红十字会法》，使中国红十字事业有了法律保障。

2015 年，中国红十字会召开第十次全国会员代表大会，大会聘请中共中央政治局委员、国家副主席李源潮同志为中国红十字会名誉会长，聘请全国政协副主席韩启德同志为中国红十字会名誉副会长，选举全国人大常委会副委员长陈竺同志担任中国红十字会会长，通过了《中国红十字事业 2015 — 2019 年发展规划》。

《中华人民共和国红十字会法》规定，中国红十字会履行下列职责：

①开展救灾的准备工作；在自然灾害和突发事件中，对伤病人员和其他受害者进行救助。

②普及卫生救护和防病知识，进行初级卫生救护培训，组织群众参加现场救护；参与输血献血工作，推动无偿献血；开展其他人道主义服务活动。

③开展红十字青少年活动。

④参加国际人道主义救援工作。

⑤宣传国际红十字和红新月运动的基本原则和日内瓦公约及其附加议定书。

⑥依照国际红十字和红新月运动的基本原则，完成人民政府委托事宜。

⑦依照日内瓦公约及其附加议定书的有关规定开展工作。

"120" 简介

发达国家都有全国统一的急救电话号码。我国全国统一的急救号码是"120"。

我国大部分城市和县都已开通了医疗专用"120"急救电话，"120"急救电话24小时都有专人接听。拨打"120"是向急救中心呼救最简便快捷的方式。只要是在医院外发生急危重症，随时可以拨打"120"找急救中心呼叫救护车。急救中心及急救分站所属的救护车服务的重点对象是灾害事故和急危重症。

调度人员在受理呼救电话时会与呼救人员约定接救护车的地点，等车地点应设在街上有明显公共标志、设施或标志性建筑如汽车站、单位、宾馆饭店及公共建筑等处。如果是在小区、居民大院或单位大院时，要到小区或大院的门口接救护车。放下电话后要提前去接车，但急危重症患者不宜随意搬动，所以不要把患者提前搀扶或抬出来。到达约定地点后救护车没有到也不要离开或再找别的车，应该在原地等待，只要急救中心答应派车就一定会去的。救护车到后主动挥手示意接应，以免错过。

为了使患者及时得到运送和救治，在拨打"120"时要注意：

①确定对方是否是医疗救护中心。

②在电话中讲清患者所在的详细地址。如"XX区XX路X弄X号X室"，不能因泣不成声而诉说不全，也不能只交待在某厂家旁边等模糊的地址。

③说清患者的主要病情。诸如呕血、昏迷或从楼梯上跌下等，使救护人员能做好救治设施的准备。

④报告呼救者的姓名及电话号码，一旦救护人员找不到患者时，可与呼救人联系。

⑤若是成批伤员或中毒患者，必须报告事故缘由，比如楼房倒塌、火车出轨、毒气泄漏、食物中毒等，并报告罹患人员的大致数目，以便"120"调集救护车辆、报告政府部门及通知各医院救援人员集中到出事地点。

⑥挂断电话后，应有人在住宅门口或交叉路口等候，并引导救护车的出入。

⑦准备好随病人带走的药品，如衣物等。若是服药中毒的患者，要把可疑的药品带上；若是断肢的伤员，要带上离断的肢体等。当然，不要忘了尽可能带足医疗费用。

⑧疏通搬运患者的过道。

特别鸣谢

中国红十字会　北京市红十字会　江西省红十字会

四川省红十字会　山东省红十字会　湖南省红十字会

安徽省红十字会　湖北省政府应急办　上海红十字会培训交流中心

河北省卫生和计划生育委员会　辽宁省卫生和计划生育委员会

重庆市红十字会　深圳市红十字会　厦门市红十字会

成都市红十字会　济南市红十字会　北京急救中心

天津市急救中心　大连市急救中心　青岛市急救中心

上海市医疗急救中心　湖南省人民医院